内臓調整による医療革命

A Medical Revolution through
the Regulation of the Bowels

石垣邦彦
Kunihiko Ishigaki

人文書院

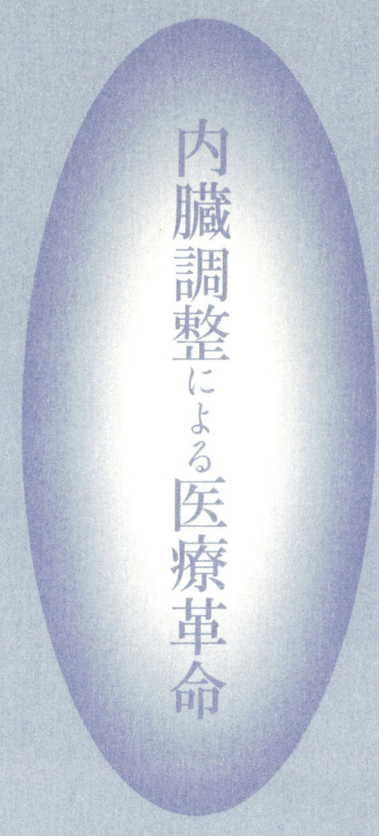

はじめに

本書をはじめるにあたって、まず具体的な、私の患者のケースをひとつ紹介しましょう。論より証拠、というか、まずは理屈抜きに、以下に展開される驚異的な医療風景を眺めてください。

これは重症筋無力症のケースです。

特定疾患に指定される重症筋無力症の治療法に「パルス療法」がありますが、これはプレドニンという副腎皮質ホルモン剤を短期間のうちに大量に投与するものです。週三回の点滴を三週間繰り返しますが、副作用が激しく、顔はパンパンにはれて熱も出ますが、無理やり薬でコントロールしていくため、一時的には効果が得られます。

全身型の筋無力症の場合、身体中の筋肉がマヒして、起き上がれない、頭が支えられない、口や舌がまわらない、飲み込めない、など日常の生活ができなくなり、呼吸困難のため死亡することもあります。筋肉は神経が出す命令を受け取ることによって動きますが、自分の身体の中で抗体を作って、命令を受け取ることができなくなり、全身の筋肉が働かなくなってしまいます。何故そうなるのか、原因は分かっていません。

一九九八年六月に初めて来院されたOさんは、二月に五回目のパルス療法を受けたばかりでしたが、二年もったのが一年、そして半年、とその効果が薄れ、六回目のパルス療法を行う直前でした。この日から内臓調整を始めましたが、その後パルス療法を受けることなく、プレドニンと、重症筋無力症専用の薬マイテラーゼの量も減らしていくことができ、すっかり元気になり残業もできる体になっておられます。

現代西洋医学の最新の治療を受け、悩んできたにもかかわらず、四歳に発病して二十四年間どの病院でも治ることはありませんでした。二年間ほど東洋医学の病院へも通い、漢方薬も試したそうです。ここで注目したいのは、内臓を活性化することによって重症筋無力症が良くなったという事実です。

何故、私の提唱実践する内臓調整によって、長年の難病が、驚くほど速やかに快方へと向かうのでしょうか！

キーワードは「内臓の働き」です。

人間のからだが担っている長い生命の歴史、その長い道程の果てに生きているわれわれのからだの仕組みに対する洞察を基本において、それをしっかり把握すれば、そのことがよりよく了解できます。

私の考えでは、生命活動の基本は、つまり生きることの根幹は、必要なものを外から取り入れ、不要なものを外に出す作用です。

原始の生命であろうが、単細胞の生物であろうが、六〇兆の細胞の集合体である人体であろうが、逆に六〇兆分の一の各細胞であろうが、この原理的作用に変りありません。入りと出の帳尻が合わないと、トラブルが起こります。パンクです。この帳尻の合わせ方は、全ての生命にとって必須なことです。そのことを生物の歴史が証明しています。それは、ほとんど全ての動物に、原腸形成があるということです。

卵割――原腸形成――三胚葉の形成――器官形成。この生命発生の段階は、原則的に動物に共通しています。この意味は生きるための「入りと出」をより安定して効率よくするための生命の知恵だったのです。だから共通しているのです。入れないと死んでしまいます。出さないと動けません。ここに生命活動の原点があります。

こむずかしい細分化された後か先かの議論より今必要なのは大枠の理解です。もう一つ大事な意味は、生命にとってこの生きる基本である「入りと出」の帳尻を合わすことは、最重要事項であり、この機能を活かすために、生命の他の機能は働いています。また逆に「入りと出」の帳尻が合わないと、全ての機能は影響を受け、生命力は低下します。この現象が六〇兆の細胞の集合体である人体でも休むことなく繰り返されています。これが消化管なのです。特に消化管の運動機能――動きの程度なのです。生きる基本である「入りと出」の帳尻を合わすことは、人体では消化管の運動機能の度合を考えることに他ならないのです。

しかも、この機能が活性化されていると、他の機能、生きる基本要素である㈠取り込み・消化・吸収・排泄、㈡呼吸（内外呼吸）、㈢人体力学（重力への対応）、㈣体液の循環（血液、組織内・間液、リンパ液、分泌液）、㈤生化学、㈥自律神経、㈦ホルモン、㈧免疫、㈨皮膚の全てはととのうのです。臨床的に全てこの現象を確認することができます。現代医学レベルで、人体の正常構造と機能の考え方を取り入れて、論理的にこの現象を説明することができます。その結果として、たまごビルで症例報告していただいた方の臨床例が数多くありますが、その一部を本書の第八章に収録いたしました。

私は三十三年にわたる治療活動を通して、その確信を得ました。そのことを是非みなさんに分かっていただき、現代医学・医療が知らず知らず陥っている迷妄から脱け出してほしい、永年の病い、日常的な不定愁訴に日夜苦しみ悩んでいる人々が一日も早く、本来人間があるべき、快適で明るい、楽しむべき存在に戻ることを願っています。そのための道筋を本書に詳しく書きました。

光、雨、風、わたしたちをとりまいている地球環境が複雑な仕組みにもかかわらず素晴らしい調和をなしているように、人間のからだも、驚くべき見事な仕組みを持っています。

さあ、これから、ご一緒に、じっくりと人体の不思議の探検にでかけましょう。

目次

内臓調整による医療革命

装幀　上野かおる

序章　身体《からだ》のことは身体《からだ》に聴く

1　生きるために必要なこと

東洋医学との出合い

　私が東洋医学と出合ったのは二十歳の時で、親友が〈ギランバレー症候群〉という病気になり、将来を悲観して自殺したことがきっかけでした。この病気は自己免疫によるものと考えられていますが、彼は突然手足が動かなくなり、顔面筋や口腔、咽頭の筋肉に力が入らず、話すことも食事をすることもできず、呼吸困難に陥って、原因不明のまま症状は悪化の一途をたどっていきました。今日では、血漿交換あるいは免疫グロブリン静脈注射など、いくつかの治療法が見出されていますが、今から三十五年前、彼が医療によって救われることはありませんでした。

　〈ギランバレー症候群〉については、アメリカの医学専門書『メルクマニュアル第17版』（日本語版　日経ＢＰ社）によると、「大部分の患者では、数カ月以内に相当程度まで回復する。成人の約三〇％と小児の場合はさらに多い割合で、三年後にも脱力感が残る。後遺症の欠陥には、再訓練、整形外科的器具、あるいは手術が必要のことがある」とあり、さらに私の友人のように重症患者の場合、「呼吸麻痺と自律神経機能不全は生命を脅かすことがある。患者の五％が死亡する」と伝えていますから、当時とは違って、ここには医学の進歩がうかがえます。

先ほどの話に戻りますが、親友を亡くして以来、私は西洋医学に強い不信と疑問を抱くようになり、彼の死をむだにはしたくないと思いました。そして、人間をあるがまま丸ごと見ようとしている東洋医学にひかれ、勉強を始めることになります。

もともと胃腸が丈夫でなかった私は、幸いにして自分自身の身体を実験材料として、いろんな試みを行うことができました。それを一つ一つ確かめていったことの成果が〈たまご理論〉となって、内臓、とくに消化管の動きの活性化が最も大切なことである、という結果を導くことになっていきました。現在、〈内臓活性化〉を達成する手段の一つとして鍼灸治療を行っていますが、開業以来三十一年が経過しました。

その間、いろんな患者さんから多くのことを学ばせていただきました。十人いらっしゃれば十人とも姿、形が異なるように、身体の状態が違うし、症状もさまざまです。また、私たちの祖先が残してくれた先人の知恵に教えられることもたくさんありました。現在の私の知識の軌跡ともいうべき数々の書物との出合いもあります。

あたり前のことを素直な気持ちで受けとめ、文明や科学の発達に一方的に流されることなく、人間が健康に暮らしていくために何が根本的に必要なのかを教えてくださる人たちが、あらゆる分野におられます。鍼灸治療といっても私は、東洋医学で言うところのツボ（経穴《けいけつ》）という考え方に固執しているわけではありません。現代西洋医学の利点を取り入れつつ、常に科学的に、神経系統等との関連も考慮した上で、理屈どおりきっちりと説明でき、また患者さんが実行してその効果を自分で体感できなければならないと思っています。

自然に帰る

そんな中で、私が深く共鳴し、現在の〈たまご理論〉の根底を築く一助となった書物があります。私と同じく大阪府八尾市に在住の明石陽一先生が、一九七六年に出版された『小食のすすめ―健康の本質―』（創元社）という一冊でした。この本は増刷を重ね多くの人に読まれましたが、現在では入手できないそうですので、先生のお言葉を借りながら紹介したいと思います。医師として一人の人間として、健康についてどのように考えてこられたのか、皆さんといっしょに学びたいと思います。

一つ付け加えておきたいことは、この本が世に出て二十五年以上が経過しているにもかかわらず、社会をとり巻く状況は少しも変わらず、さらに文明化が加速し、ここで警告されていることがそのまま今の私たちの生活になってしまっていることです。医師である先生はこの本の中で、科学が健康を後退させていることを指摘しながら、「一体どうしてわれわれは本質を見極める正しい思考、判断力を失ってゆくのであろう」と、疑問を投げかけ、その原因についておおむね次のようなことをあげておられます。

一、社会環境のすべてが人工化されてきたため、人間が動物として本来的に持っている健康に対する直感力が鈍化している。

二、社会の細分化により、学問、経済、産業等が専門化、細分化されたため、物事の本質を見失っている。

三、情報過多で、しかもその内容が本質的なものでなく、部分的で枝葉末節的なものである。

四、目先の利害損得だけで事を処理し、人間性を無視した現代の社会体制に問題がある。

五、自然の法則の無視と科学に対する過信により、古人が創り出した生活の知恵をおろそかにしている。

以上の結果、私たちが健康になるためには「自然に帰る」ほかはない、それには小食であることと考え、先生は農耕と菜食も含めて実践してこられたのでした。私はこの考えに同感を覚えます。

それを基本にして、私はその他に、呼吸法、自律訓練法、絶食療法等がありますが、その基本となるものは何か、不定愁訴《ふていしゅうそ》や、病気との関連はどうか、という点について考えを進め、さらに根本的なところを追及していくと、消化管の運動機能がもっとも重要なことであるということに気づきました。消化管の動きを活性化させるために胃を休めてやると消化吸収がよくなるし、腸で異常発酵を起こすことがありません。また、肝臓で分解しきれない毒素が血液中にまわり、腎臓などへの負担が大きくなるということもありません。ほとんどの病気はこれが原因で起こってきていますから、日常の生活処方として何よりもよく噛むこと、そしてその結果としての適食を私はおおいにすすめています。

消化管が活性化されていない場合、上腹部が固くなり、力学的に不安定な姿勢になりますから、整形外科的疾患（腰痛、肩こり、外反拇趾、膝や肘や手の痛みなど）がここから出てくることになります。筋肉や血管を圧迫して耳鼻科の疾患やノイローゼを招く原因にもなっていきます。人間の健康な身体とはいったいどういうものなのか、考えるヒントがここに集約されています。

人間が本来持っている直感力がますます鈍り、そのことに気づこうとしない人たちが大半です。もう一度、自分自身の生活を見つめ、生きるために何が必要なのか考えることが必要です。

2　身体が警告を発するとき

私は本書で、〈消化管の運動機能〉があらゆる病気の原因となっていることを理論的に説明し、健康で生きることの大切さ、ひいては一人一人の命の大切さ、人生の貴さについてお伝えしたいと思いました。そして、どのようにしたら健康になれるのか、あるいは今の健康体を維持することができるのか、その課題の具体的な対処のしかたについて、一人でも多くの方に知っていただきたいという思いで書いています。

食べ方に問題あり

私たちの身体の構造や、消化・吸収の働きについては、他のどの種類の動物とも共通しています。人間を含む動物の消化管は、唇から肛門まで一本の長い管になっています。私たちが食べた物は例外なくこの管を通って、身体に必要なものと害のあるものとを判別し、さらに物理的、化学的に分解を行ってエネルギーとして蓄えています。

食物をよく噛まずに飲み込んだり、味つけが濃く食事中に水分を多く摂っていると、先にも述べましたが、小腸で異常発酵を起こすことになります。異常発酵というのは腐るという意味で、いろんな病気のもとになっていきますが、現代西洋医学ではこの考えがまだ主流になっていません。この重要な点を見落としていることが、大きな病気とくに〈難病〉といわれているものの発生原因を見逃している最大の理由です。

これは私たちにとって重要な問題ですから、さらに詳しく次でもお話していきます。実際にかつては成人病と呼ばれた生活習慣病が予防できにくいというのは、この点にあります。言い換えると、すべて食べ方に問題ありということです。

私たちが一日の仕事を終えて心身ともに疲れて家に帰ったとき、お酒や食事の楽しみは日々の生活の中でも大きな位置を占めています。気分転換をはかるのは良いのですが、ガツガツとろくに味わいもせずに食べすぎたり、冷たいビールを飲みすぎたりして、胃腸や内臓に負担をかけていることはだれしも経験のあることです。身体が必要とするだけの適量を食べて満足するというのではなく、おいしいからといってつい過食をしてしまってはいませんか。

身体の疲れをとらずに、それを発散させるかのように飲み食いに走ってしまうと、精神的にホッとすることがあっても、その後、内臓は、その食物をいっしょうけんめい消化・吸収しなければなりません。食べすぎたため胃、小腸、大腸、肝臓、膵臓、腎臓等で無理なエネルギーを使うことになります。これを何年、何十年と繰り返していますと内臓の動きはどんどん悪くなり、機能的な不全をきたすようになります。胃や腸はまるで伸びきった風船のような状態になっていきます。

病気になる前に、〈しんどい〉、〈つらい〉など身体が不調を訴えたり、〈腰痛〉、〈冷え〉などの症状が出たりします。これがいわゆる不定愁訴です。このとき身体はすでに悲鳴をあげていて、ようやく病院へ行って検査を受けることになります。しかし、この段階では

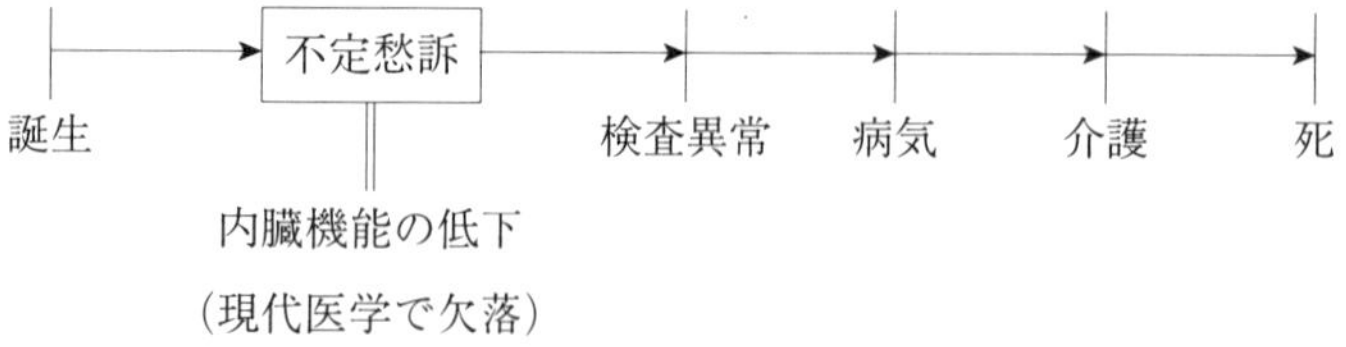

病気に至る過程

まだ検査に異常が出てきません。その後何十年かして体そのものにあらわれる変化、つまり器質的変化をきたし、異常値が出てきますから、そこではじめて病名がつけられ薬を飲むというパターンが常です。若いうちはその繰り返しで何とか身体が持ちこたえたとしても、やがて老化が襲いかかってきます。そのときはすでに悪化して手術、寝たきり、死へと向かっていきますから、私たちはじゅうぶんこのことを認識し、今の生活を考え直さなくてはなりません。

人類は長い間、飢餓状態を続けていました。ですから飢えには強くできていますが、逆に飽食に対しては適応力が弱いものです。いつでも物が豊富にあって、その上、食事は欧風化していますからなおさらのことです。第二次世界大戦の戦中や戦後の飢餓状態から約五〇年が経過していますが、未だに食欲旺盛でたくさん食べるほど元気だという誤った考えをしています。心と身体の歪みと疲れをとれば、本来備わっている体感を取り戻すことができますから、食事の適量を知ることができ、健康を維持することができていきます。

現代の日本人が生活習慣病になる原因は、ほとんどこういった日々の食生活にありますから、念頭に置いて注意を払う必要があります。

私たちは身体の疲れやストレスを食事で発散させるのではなく、心と身体のバランスをとることにより、自分の身体が警告を発していないかよく感じ取れる状態にしておく必要があります。そのことについては後ほど考えていきたいと思います。

3 〈たまご理論〉と〈たまご療法〉について

いま私たちが求めている医療とは何かという問いかけは、大きな意味を持っています。実際に病院で診察を受けた時、私たちは納得した説明を受け、手渡された薬が良く理解できているでしょうか。医療のための医療ということではなく、人が幸せになるための医療がそこになくてはなりません。

快楽が基本

〈たまご療法〉とはこの考え方に沿って、各分野から様々な意見を集約し、統合してきたものです。現代の西洋医学や、伝統的東洋医学にとらわれず民間療法とも統合をはかり、長所を取り入れてきました。〈鍼灸〉の治療も手段として行っていますが、東洋医学に固執しているわけではありません。絶えず西洋医学の進歩・成果をふまえ、患者さん一人一人の状態を見ています。医療の現実に流されることなく、全体を見据えた全人的な取り組みを行っていこうとしています。

そういう意味で、私はいつも患者さんが幸せになるためにはどうしたらよいのかという最初の理念に戻ります。私たちが楽しく生きていくためには、肉体的・精神的のみならず社会的にも健康でなくてはなりません。そのためには、

①自然との調和
②人との調和
③自己の心身との調和

この三つが必要となってきます。

「人間は楽しむべき存在である。その実現のための社会的役割分担が仕事である。それ

は尊く、誉れ高いものである」という〈たまご理論〉のもっとも基礎をなす原理に基づき、世の中のあらゆる現象に流されないよう、また病に対してもそうならないよう本書で一つ一つ説明していくことにいたします。

私が提唱する〈たまご理論〉では、四つの根源的基準をおいています。

第一次の基準として「快・楽」ということを掲げています。快楽というと誤解して受け取る方がおられますが、自然・人・自分との心身のやりとりで、気持ち良い、楽しい、面白いという感覚を求めて、自然とも人とも自分とも対話していこうというものです。快楽のやりとりを通して自分が活き人が活きて、幸せという人生の大きな柱ができてきます。

これはまた、病気を治す、あるいは病気にならないための根本理念にもなっています。心身の健康には、精神的な物の見方、考え方が大きく左右してきます。これは難しいことですが、体験を通すことによって理解できてきます。

第二次的基準として「消化管の運動機能」について提案しています。人間は食べることによって生きています。唇から胃、小腸、大腸、肛門までの一本の消化管が、消化機能をつかさどるだけでなく、人体の力学的なバランスをとる要であり、また血液や各種の分泌液などの体液の循環の礎となっています。生活習慣病など現代の病の多くは食生活に原因があります。まず消化管の運動機能が低下し、警告を発してくれることを見逃してはなりません。

第三次的基準として「上虚下実《じょうきょかじつ》」「頭寒足熱《ずかんそくねつ》」「正姿勢《せいしせい》」が健康体の三大特徴であるということを実証しています。心も身体も快楽であり、消化管の運動機能が良ければ、上虚下実〈上腹部が柔らかく下腹部に力が入り、押しても痛みがない状態〉、正姿勢、頭寒足熱を得ることができます。この一連の流れに例外はありません。

第四次基準として、次のような健康体の様態をあげています。①力学的に安定している、②血液循環など体液の流れが良好である、③自律神経・ホルモンの働きが安定している、④消化・吸収・排泄が良好である、⑤呼吸が深い、⑥免疫力が高い、⑦生化学的に正常である、⑧皮膚につやがあり筋肉に適度な固さがある、以上の状態を指しています。

これらについては、順次本書で説明していきますから、健康な心と身体のなりたち・経過・状態について把握していただきたいと思います。また治療方法については、〈たまご療法〉での〈内臓活性化〉のほか、日常生活の中で活かすことができ、一人でも実行できるような指導を行っています。

第一章

人は楽しむために生まれてきた

1　人のなりたち

私たちは、「人間は、どこから来てどこへ行くのか」「何のために生まれてきたのか」、さらにつきつめて言うと「人間の存在とは何か」という思いに行きつくことがしばしばあります。思春期の頃はだれしもこの思いにとらわれ、苦悩した覚えがあるのではないでしょうか。

人も宇宙の流れの一つ

人の源をたどっていくと、宇宙の創造→地球の生成→生命の誕生→人類の出現となり、私たちの身体も心も大きな宇宙の流れの一つであるということを感じずにはおれません。そこで「人間は恵まれた存在である」ということに気づいたなら、素直な気持ちで「人は楽しむために生まれてきた」という前向きな、これほど素晴らしいことは他にはないという思いを持つことができるように思います。

では一体、それは何が基準となるのでしょうか。私は、

快　（からだに感じる心地良さ、気持ち良さ）

楽　（こころに感じる楽しみ、面白み）

であると思います。

たとえば病気によって痛みや不安のある人にとっては、痛みがなく不安のない心地良さが願いです。そして痛みが軽くなり、不安が遠のいたとき、楽しみ、面白みが生まれて、これが生きる支えになり、エネルギーになっていきます。

人間の行動、新しい発明という点にも快楽現象があります。サルの行動学が専門の京大霊長類研究所元教授・河合雅雄先生のお話では、サル社会で新しい発明をするのは、

一、身体が弱い・不自由である者

二、若い者

の順番だそうです。

これを快楽現象で説明しますと、身体が弱い・不自由である者が発明・発見をするのは、弱点をカバーして快（心地良さ、気持ち良さ）を求めるための結果です。また、若者が発明・発見をするのは、興味にかられ、楽（楽しみ、面白み）を追求する結果であるという

ことができます。

これと同じように、私たちの内臓も素直に快と楽を感じとれるようにし、それに従っていれば人間の身体は整っていくようになっています。昔から健康の基本として、快眠、快食、快便と言いますが、すべて身体にとって良いことに「快」という言葉がついています。このことを自分の身体で感じ、すべての基準が、心身ともに感じることの快・楽であってほしいと思います。

では次に、人間としての私たちの存在について具体的にとらえ、宇宙・地球・生命の流れについて見ていきたいと思います。

一五〇億年前　宇宙の誕生
四六億年前　地球の誕生
三八億年前　生命の誕生
六億年前　生命体の上陸
六五〇〇万年前　恐竜の絶滅
五〇〇万年前　人類の誕生
一五万年前　現代人の誕生

一万年前　文明の誕生

一〇〇年　人の一生

この一連の流れについては生命科学研究の第一人者、中村桂子氏の『生命誌の世界』（日本放送出版協会）に基づいて掲載させていただいていることをお断りしておきます。

ここに人間の歴史を見ることができます。

原腸形成

動物の発生では卵割↓原腸形成↓三つの胚葉形成というプロセスが起こることは原則的に共通です。その中でも原腸形成の段階で体づくりの基本プロセスが展開されます。

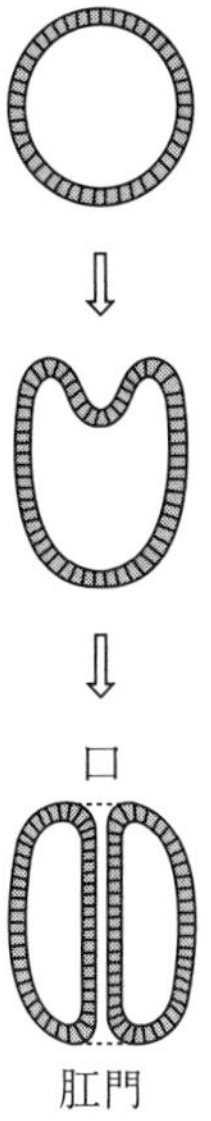

この現象の重大さを有名な発生学者でノーベル賞受賞者のルイス・ウォルパートは、「人間の一生でほんとうに最も重要な時期は誕生でも結婚でも死でもない。それは原腸形成である」とのべています。このこともふまえて私の考えをのべます。

生物は生命の誕生以来、次のように進化しながら外部からの栄養を取り入れ命をつないできました。

どんな動物にも、ミミズ・ゴキブリ・犬・猿・魚・鳥等にも発生の段階で原腸形成があることは生きるために外から栄養を入れ不用なものを外に出す＝生命の基本活動を効率化したものでしょう。そのため体を変形させ進化していったのです。命あるものが生きていく基本は、入りと出の帳尻があっていれば、単細胞であろうが多細胞であろうが、全体が整うことです。

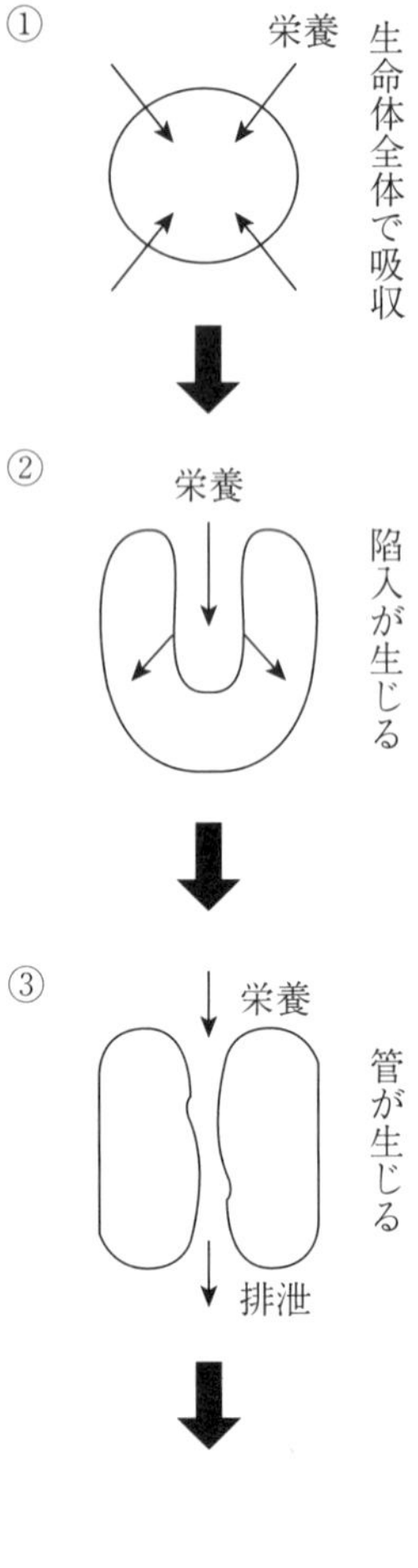

進化の過程

③の図は、上から栄養を取り入れ、下から排泄するしくみで、この間の管が唇から肛門までの働きをしています。ここに消化管の始まりがあり、何十億年も前にできた構造が今

の人間を含めた動物のもとになっている身体のしくみです。

私が提唱する消化管の活性化というのは、その発想のもとはここにあります。消化管の運動機能を活性化して入りと出をスムーズにしてやれば必ず体は整うのです。人間の消化管は唇から肛門まで一本の管です。これは身体の中にありますが外と接していて、このことが重要な意味を持っています。腸がどのような働きをしているか簡単に言いますと、外から入ってきた異物（自分の身体とは別のもの）を取捨選択し、必要なものを取り入れています。人間の身体とは、まず腸があって、頭があって手足がついている、このように考えていただいていいと思います。

なおかつ注目すべきことは、消化管は自分で動いています。最近では、マイケル・D・ガーションという研究者が、腸は「第二の脳」であるという意味の『セカンドブレイン』（小学館）という本を出して話題になっています。また、腸が免疫力を持っていることに注目し、二〇〇一年頃から大学や研究機関で、医学・生理学の宝の山であるとして腸について研究を進めています。

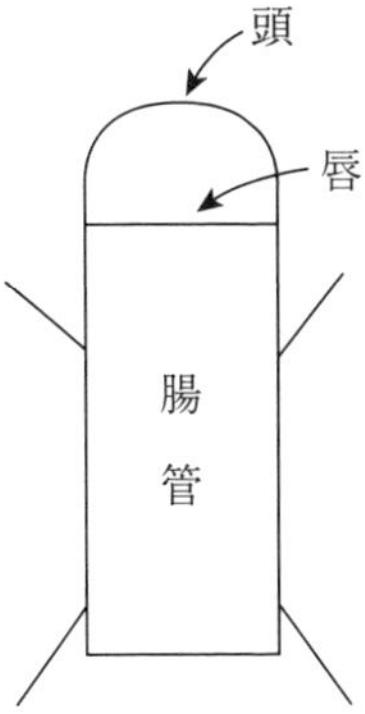

人体の基本

人間の存在を生命科学と医学によってさかのぼってい

くと、生命の発生と経過、その根底を流れるしくみが、段々とよく分かるようになってきました。腸が脳を持っている、腸に免疫力がある、このように消化管というのは大切な機能を持っていますが、私たちは単に食物を消化・吸収して排泄していく所というとらえ方に終始しがちです。

2　生かされている人間

宇宙・地球・生命の誕生という大きな流れの中で、私たち人間という存在を簡単にお話しましたが、もう少し掘り下げて見ていきたいと思います。

宇宙が誕生して以来、銀河が生まれ、やがて地球や太陽や金星ができてきました。地球と金星はたいへん似通った大きさで、地球にも金星にも水がありました。ところが金星は太陽とあまりに近かったため水は蒸発し、なくなってしまいます。ところが地球の水はなくなりませんでした。

地球は太陽との距離が適度にあったため水はそのままで、原始の生命ができました。これが、地球上の生物（人類も含めた）の誕生です。それから恐竜も含めてさまざまな生物が生まれ、人類がこの世にできて今の私たちがあります。植物・動物プランクトンをはじめ、牛やいろんな肉の材料となるもの、ありとあらゆる野菜など、生物の恩恵をいただいて人間があります。

このような一連のことがらを考えていきますと、恵まれた時間と空間の地球という所に、また恵まれたさまざまな動植物の上に私たちがなりたっている、恵まれた人間の存在というものに気づきます。言い換えれば、人間として生まれてきたこと自体が希有であり有り難い、ということです、これは私が達した考え方の一つの結論でもあります。

〈たまご理論〉の「人は楽しむために生まれてきた」「人は楽しむべき存在である」という理念は、このような背景から生まれてきたものです。

そしてもう一つ大切なことは、楽しむための社会的な役割分担が仕事であるということです。これを抜きにして私の医療について語ることはできませんから、折に触れこのことについてお話していますがご了承いただきたいと思います。

仕事をするという行為は、「人間は楽しむべき存在である」ことを実現するための社会的役割分担ですから、非常に貴重で誇るべき活動であるということになります。ですから、仕事というものを損得や利益だけで計ってはいけない、誉れ高いものであるべきです。このことを心に留めていただきたいと思います。

この原理・原則を延長させていくと、どんな問題が起きたとしても対処する方法を見つけ出すことができるでしょう。もちろん世の中を変えていこうという強い気持ちを持ったり、大きな困難にぶつかったりすると暗礁に乗り上げることもあります。しかしそんな時でも、正義の味方を自分につけたような、後ろ盾を持ったような心の安定が根底にありますから、活動に鈍りがなくなります。

もちろん個々に活動するにつけては、叱咤激励が必要な場合も出てきます。自分自身が悩みぬくこともあるでしょう。しかし一番の基本をわきまえていますと、どんな場合でも立ち直ることができるようになります。

そのためにも、健康体であることが大事な要素になってきます。〈たまご理論〉で言う健康体というものを理解していただいて、恵まれた環境の中で生かされている私たちは、次に社会に何が貢献できるのかを考えていかなければなりません。

このような志を一人一人が持っていれば、人間の生命の誕生について顧みることを忘れ、文明によって社会が作り変えられてしまった昨今でも、自分自身の行方を見失うこともなくなっていくでしょう。すべては人間一人一人、自分自身の責任であることを大いに自覚していきたいと思います。

ここで、私たちの今後について何か手がかりになれば、という思いで次の言葉を紹介しておきます。

アメリカのケネディー元大統領が、就任演説の時に、「国に何かしてもらおうと思うよりも、自分が国に何を貢献できるかを考えよう」と言っています。

また、北イタリアの都市国家ベニス共和国の衰退期を生きた歴史家、ジョバンニ・ボテロは、「偉大な国家を滅ぼすものは、けっして外面的な要因ではない。それは何よりも人間の心のなか、そしてその反映たる社会の風潮によって滅びるのである」と述べています。

大義がなくて目的がなくて、またその達成感がなくて、喜びがあるでしょうか、私たちは困難に立ち向かいながらも、そこに明るい兆しを見出した時、大きな喜びに包まれ、生き甲斐を感じています。

昨今の社会は、私たちが作り出した文明というものの細分化と利便によって、大きく発展し物質的に豊かな生活が生まれました。しかし一方で、あらゆる物が細分化され、全体を見失うことになっていきます。統合化された生活感覚の欠如によって、古き良き伝統を伝えていくということをしなくなって長くなりますが、今になって、そのことの深い意味に、私たちはようやく気づき始めています。

3　文明社会がもたらす弊害

いま私たちが抱えている最も大きな問題は、現代文明がもたらした弊害であると思います。文明の発達によって物事のとらえ方が細分化された結果、専門的な分野の蓄積された人間の知識・科学技術というものがあらゆる面に出てきました。けれども、いま行っている部分的なことが、人間の幸せとどのような関連があるのかということが問題になってきています。

医学や医療でいえば、たとえば胃の専門の先生が脳や他の臓器のことがほとんど分からず、自分の専門外のこととして目を向けない、ましてや、どのような生活をおくればよいのか患者さんに示唆できない、というようなことをお医者さん自身がつぶやかれるのを耳にします。たとえば脳外科のすぐれた専門医が、かぜの処置のしかたが分からず内科医に聞きにくるというようなこともあるそうです。

しかし、このような部分的なとらえ方ではなく、人間の身体をトータルに見るということが医学では見落とされているのではないでしょうか。現代医学の分野では人間が蓄積した専門分野のすばらしい研究成果によって、多数の尊い命が救われているのは事実です。ところが、逆にまたその弊害も起こっているわけです。そこで、すぐれた専門分野が生かせる統合化したものを作る必要がある、というのが私の考えです。

ルネッサンス時代に学ぶ

ある国立大学でシェークスピア（一五六四―一六一六）の研究をしておられた教授が、私の治療を受けに来られています。以前、睡眠時無呼吸障害の手術を受けられたのですが治らず、私の所で内臓調整をすることによってたいへんお元気になられた先生は、あの手術はいったい何だったのかという疑問を抱かれました。そして私の治療法にたいへん興味を持たれ、いろんな所で〈たまご療法〉についての発言をされています。

先生の専門分野からごらんになって、

「シェークスピアの生きたルネッサンスの時代というのは、人間が人間をまるごとあるがまま見ていた時代で、それを石垣先生は医療の面で実践している。そういう観点が現代人すべての職業において必要である」

このようにおっしゃっています。

たとえば、レオナルド・ダ・ヴィンチ（一四五二—一五一九）が「モナリザの微笑」や「最後の晩餐」を描いたり、いろんな建築物の設計をしたり、あるいはヘリコプターの原型のような科学的な発見や発明をしたり、さらに解剖学的に人体の精密な解剖図を画いたりして一人の人間があらゆることをしていたのがルネッサンスの時代でした。一人の人間がありのままの世界や人間の姿を見ようとしていた時代でもありました。現代のように細分化されない、物事にとらわれない、ありのままの発想や感覚で物事を見ることが大切であるという考えです。

私の医療への取り組みが、まさにこれを実践しているとおっしゃっています。先生と私は、専門的なことも統合的なことも考えているという点で「通底《つうてい》」している、底で通じる面があるという見方をしているということです。地下水がつながり合って、その一つ一つが地下の水脈で通じているということです。医療と文学という分野の違いはあっても、人間として生きる姿勢において非常に示唆を含んだお話になっていると思います。

一四世紀から一六世紀にかけてのルネッサンス時代、言い換えるとシェークスピアの時代までは、自分と世界は一体であるという見方をしていました。しかしその後、デカルト（一五九六―一六五〇）が二元論を唱え、人間というものを主体と客体に分け、人体を科学的、客観的にとらえようとするようになっていきます。

先生のお話によりますと、ここから医学は科学であるという見方が生まれ、人体を客観的にとらえて、やがては、今日のように病気を数値、あるいは検査データーとして見るようになっていきました。さらに、医学は科学であるがゆえに治らない病気を難病と決めてしまいます。病気の性質は分かっているのに、原因・筋道が分からない、証明ができないというようなことが起こってきます。合理的な理屈がなりたたないと「科学」ではないという意味です。

このお話は、月一回開催しています私どもの健康講座で、二〇〇二年六月に先生をお招きして「科学と医学」というテーマで講演していただいた時に伺ったものです。もう少し詳しくご紹介いたしましょう。

では、科学的に見るということはどういうことなのでしょうか。それは、私たちが〈自然〉というものを人間の内なるものとしてとらえていたにもかかわらず、科学として自然を外側にあるものとして客観化してとらえるということです。この頃から、人間の精神も身体も自然の一部分であるということが忘れ去られていきました。

4　心のあり方

宇宙の創造、地球の生成、地球と金星の違いによる生命の誕生についてすでにお話ししましたが、これらを理解・体感することによって「人は楽しむべき存在である」に至る過程がお分かりいただけると思います。この考えを根底に持ち、物事にあたるとストレスが少なくなり、過食を起こさずにすみます。従って内臓の疲れも少なく、不定愁訴や病気にならず元気に過ごすことができます。

では一体、楽しい人生を送るためには何が必要なのか、どうすれば幸福に生きることができるのか、という大命題が次に私たちを待ちかまえています。

あなたは、何が最も必要だとお考えでしょうか。その答えは、大半の人が「健康」をあげられると思います。私も同感です。一言で健康といっても、心と身体のバランスがとれて快適な状況でなければなりませんから、得られそうでも時には困難が伴うことも予想されます。

では、健康が害されるのはどういう時か、というところから考えていくことにしましょう。まず食事。気をつけているつもりでも、人は暴飲暴食に走りがちです。たとえばストレスを感じた時、飲み食いで発散させていませんか。ストレス→暴飲暴食、この構図が健康を害する大きな要因となっています。

ストレスの原因は、ほとんどが人間関係にあります。自分自身の明確な価値基準がないと、人に左右されます。そして、ああでもないこうでもないと悩む、これがストレスです。

自分自身の価値基準をどのようにして持つかということですが、自分さえよければいいという考えでは誰も認めてくれません。自他ともに心が安定し、行動の基準となる確固たる物の見方、考え方を持つ必要があります。しかも普遍的で、誰が聞いても間違いのない基準ということになります。

間違いのない物の見方を養う

かつて日本では、戦争によって多くの犠牲者を出しました。他国を侵略し、人を殺したくない、自分も死にたくないと思いながらも最前線に立たざるを得なかった若者たち。愛する人たちを残しながら死んでいった人たち。この時、一人一人が確固たる価値基準を持っていたなら、社会の情勢に流されずに抵抗できたかもしれません。

また、バブル現象を招き、浮かれたあとの大きな代償で人生を台なしにしなくてすんだかもしれません。人間は良い面をたくさん持っていますが、このように流されていく弱い面もあります。もし自分が明確な意見を持っていたら、たとえ殺されたとしても戦争に反対し、もっと深く物事を考えていたら、土地も株も買わずに家庭の生活をまず安定させています。

私たちは凡人です。ですから常に、物事の本質はどこにあるのかを見極めるように努めなければ流されていきます。物事を良い方向に持っていくには自分はどのようにすればいいのか、またそこにはどういう困難が待ち受けているのか、その時に自分はどういう行動をとるのか。困難なことでも矢面《やおもて》に立って、お茶を濁してはならない。このような事態に直面することもあるでしょう。それに立ち向かうためにも原理・原則を理解し、普遍的な物の見方、考え方を身につけなければなりません。

世の中には、この原理・原則に相反することがたくさん起こっています。医師が副作用のある薬を自分では飲まなくても、患者さんにはたくさん処方する。農家の人たちが家族が食べる野菜は無農薬でも、出荷する分にはたっぷり農薬をかけて日持ちさせる。建築に携わる人が、自宅には室内汚染や環境ホルモンなどの問題になる新建材は使わないのに商売ではそれを使っている。このような現実が一部では見受けられます。

自分自身の仕事を尊いものとしてとらえ、利害ばかりにとらわれず誇りを持っていたなら、このような事態を招くことは考えられません。自分自身の価値基準が根底にあれば、意識の改革は可能ですし、それにのっとって行動していくとストレスが減少して暴飲暴食をせずにすみます。食事は適量で満足でき健康になりますから、自分の健康の礎を一つ築くことになって、それで自分が救われていきます。

教育問題についても同じことが言えます。親が間違った考え方、行動をしていると、その子供たちも間違います。孫も同じです。良いことも悪いことも伝承していきますから、仕事に対しても教育に対しても、間違いのない物の見方、考え方をしっかりと持ってください。それが自分自身のためであり、子孫のためであり、世の中のためでもあります。

この方向を目指すとき、一人一人にたいへんな困難が伴います。私どもの患者さんでしたら、相談に来てくださってもけっこうですし、いろんな面のケアもさせていただきます。世の中を良い方向に変えるために、自分が幸せであるために、子供が元気ですくすく育つために、ここでお話ししてきたことを一つ一つかみしめて身につけていただきたいと思います。

5　たった一度の死

〈たまご理論〉には「人間は楽しむべき存在である」という大きな理念がありますが、ではそのために死とはどういうものであるのか考えてみたいと思います。私たちが現実のややこしいしがらみから解き放たれ、自由な思いですべてに感謝の気持ちを抱きながら死を迎えることができたなら、こんな幸せなことはありません。

そうするためには本質的な直感に基づいた、その人の自然な思いが遂げられるような状況を作る必要があります。言い換えれば、肉親の元で、慣れ親しんだ家で、家族や親しい人たちに見守られながら、かけがえのない個性を惜しまれながら死を迎える、これがすべてを物語っていると思います。

よい死に方はよい生き方

多くの人が自宅で死を看取られたいと願いながらも現実は病院で死んでいく、この背景については第七章の中の「死を迎えるとき」の節で触れています。今から五〇年ほど前は自宅での死が約九〇パーセントで、ほとんどの人が自宅で死を迎えていました。そして一九七七年（二五年前）では約五〇パーセント、一九九五年では約二〇パーセント、現在では約一〇パーセントと、自宅での死は五〇年前と逆転しています（柏木哲夫著『死を看取る医学』ＮＨＫライブラリー参照）。

これは家族との交わりの少ない、言葉のかけ合いの少ない孤独な死とも関係しています。また、人間をもっぱら数値でとらえグラフであらわす科学の世界に支配されて、人間を人間としてとらえていない死ともかかわってきます。

今の子供たちにありがちなことですが、ファミコンで戦争ゲームをして相手を殺します。リセットしたら生き返ってまたやり直しができるという、現実の世界から死というものがかけ離れていくばかりです。そうでなくても肉親の死をまともに見る機会がなく、人間の死についての実感が持てないのに、自分の死について考えることができるでしょうか。ですから非常に大きな悩みと不安を抱えて、自分自身が死んでいくことになります。

一九九七年の阪大・人間科学部の学生約一五〇人を対象にしたアンケート調査によると、自分の肉親の臨終の場に居合わせた学生はゼロであったそうです。将来死を看取るべき医学部の学生も、おそらくは身近な肉親の死を体験していないでしょう。この現実は、体育の先生でいえば、実技をマスターせずに生徒を指導しているようなものです。

もう一つの大きな問題は、病院での死にあります。あまりにも科学技術が発達しすぎて、過剰な医療になってしまっていることです。意識がなく目も閉じていて応答しない、しかし呼吸はしている、このような場合には単なる延命を中心とする医療の現実があります。肉体と精神を持った人間が、機械化された延命装置の中の物体のように死んでいかなければなりません。

とにかく物体扱いですから、精神的なケアーは行き届いていません。時間の制約の中で、食べられなかったら管を通してでも食べさせる。痰《たん》がつまったら吸い出す。それでもだめなら気管支に管を入れて痛みがあろうとなかろうと、意識があろうとなかろうと痰を吸い出す、という怖い状況におちいります。患者ひとりひとりの個性が尊重されるとはとても考えられません。

このような実態をなんとなく分かっていながらも、大多数が死を病院任せにしてしまう理由とはいったい何でしょうか。自宅で死を迎えたかったけれども不可能だった理由として、柏木哲夫著の前出書によると、「自宅ではじゅうぶんな治療ができない」「緊急事態が起きたときに困る」この二つが主としてあげられています。

患者さん自身の不安はもちろんのこと、家族には看護に対する不安が大きくのしかかってきます。自信がない、どうしたらいいか分からないから病院に任せたい、という発想です。だから物体扱いもしようがないというところに行きつくわけです。この「しようがない」というのを何とかしましょうというのが私の思いです。

第七章の中の「自宅で死を看取る幸せ」の節でご紹介していますが、実際に自宅で死を看取ることのできたご家族のすがすがしい気持ち、そして私と副院長が及ばずながらお力添えできたことの喜びを少しでも皆さまにお伝えできれば、私たちが日頃から実践している〈たまご療法〉の全人的ケアーの精神が分かっていただけると思います。

私たちは一度しか死ぬことはできません。死の訓練も準備もできないままその時を迎えなければなりません。だからこそ「生きてるって、こんなにいいものか！」という状態を作り楽しみたいものです。それがその人にとって良い死に方となり、看取る人たちにも地に足がついた生き方として伝承されていくのではないでしょうか。

理想的な死とは、社会的な役割分担を果たし、日々楽しみながら生き抜いてゆくということに他ならないと思います。

「プレザント」ってステキ

少し堅い議論になりますが、「心地よい」とか「気分がいい」ということばは、英語では「プレザント」(pleasant) という形容詞に相当する場合があります。たとえば「モーツアルトの曲が耳にプレザントにひびいてくる」とか、「あのお宅の桜の色はほんとうに目にプレザントに映るわ」とか、とくにわたくしたちの感性や感覚に心地よく感じられるときが「プレザント」といえる状態なのです。ぐっすりとよく眠れた朝の寝床での感覚は、まぎれもなく最高に「プレザント」なものの一つです。お子さんが学校から帰って「ただいまー」という声が聞こえる。これはお母さんにとても「プレザント」にひびきます。

「プリーズ」(please) という英語の動詞があります。だいたい「よろこばせる」とか「たのしませる」という意味です。それが「プリージング」(pleasing) となりますと、なにか(ひとを)よろこばせるようなという意味がでてきます。「あの菜の花の色は目にプリージングだ」とか、「うなぎの蒲焼の味は舌にプリージングである」とか、「浜辺の潮風は肌にプリージングに感じられる」とか。もちろん好きな人からデートの誘いの電話の声は、まぎれもなく「プリージング」です。

ところで、このような「プレザント」(pleasant) な気持ち、あるいは「プレザント」な感じかたを煮詰めて名詞にしたら、それが「プレジャー」(pleasure) です。「プリージング」(pleasing) という感じのエッセンスを名詞にすると「プレジャー」となります。「プレジャー」とは本当に結構な気持ちの状態です。身も心も健康な状態にあるときは、このような心地よい「プレジャー」といえる感じ方が、ふんだんに味わえます。そうして生きていてよかったという実感を、深く味わえることになります。

たまごビルで発行されている情報誌に「プレジャー」という誌名がついているのは、まことに驚きです。「プレザント」なこと。「プリージング」なもの。それがわたくしたちに感じさせてくれる最高の喜ばしさこそが、たまごビルでの石垣院長の病気の治療の原則中にくみこまれているのです。わたくしたちの生活の周辺には「プレザント」なもの、「プリージング」なものがみちあふれていますが、からだの具合がよくないと、それをなかなか「プレザント」「プリージング」と意識できないでいます。このような「プレザント」な、「プリージング」なものを、自分のなかにしっかり集めて感じとる。それが、石垣先生のいわれる「プレジャー」ではないかなと思われます。

第二章　三十八億年がつくる健康な身体とは

1　病気はだれのもの？

「人間は貪欲《どんよく》であるべきだ」と言うと、皆さんはどのように感じられるでしょうか。「その通りだ」と言う人もあれば、「ほどほどでいいのに…」と言う人もあるでしょう。しかし、健康に対してはぜひとも貪欲であっていただきたいと思います。欲ばらなければ、人間はある程度以上の努力をしなくなります。たとえいま健康であったとしても、それがずっと続くものではないからです。

人は老化していきます。今の年齢をだれも維持することはできません。だれもが一様に齢をとっていくわけです。心臓をはじめ身体のあらゆる筋肉は、日々衰えていきます。じゅうぶん注意をしているつもりでも、薬の副作用や医療ミスにいつ遭遇するかしれません。地球上でただ一人のかけがえのない自分、健康とは社会的地位や名誉、金銭とはまったく別の価値を持っているものです。

人生を楽しく生きるためにも、身体のしくみをよく知り、病気にならないための予防、また病気になった時の対処の方法を身につけていただきたいと思います。それについては本書で具体的にお話していきますから、日常生活に取り入れ、本当の意味での健康な身体とはどのような状態をいうのか把握していただけたら幸いです。

病気というのは、急に起こるわけではありません。原因があって経過があって病気という結果に至るわけですから、経過をたどり原因をつきつめていくと、それに対処する方法が出てきます。原因は必ず自分の生活の中にありますから、しっかりと認識し、むやみに薬を飲んだり、避けることができたかもしれない手術をしてしまうことがないように心がけたいものです。

病気はだれのものでもありません。自分自身が張本人であることを忘れないでください。自分だけは大丈夫、たとえガンであったとしても自分だけは死なないような錯覚をすることがあります。しかし自分自身の努力なくして、だれも他者を助けることはできません。医師に「まだ治らないんですか」などという他力な問いをしないよう、自分自身のこととして治療を受けてください。努力しない人は、やがて去っていくことになります。

自分自身が病気の種をまいている

しかし一方で、病気というのは体質的なものもあります。胃腸が強いとか弱いとか、また遺伝性の疾患もあります。この場合以外は、必ず自分で病気の種《たね》をまいてせっせと育てているものですから、これが一番大きな問題です。意識するしない、知っている知らないにかかわらずです。事情があって長年にわたって自分が病気の種をまかざるを得なかった場合もあるでしょうが、多くの人は知らず知らずのうちに種をまいているものです。

私の所に来られる患者さんには、病気の原因・経過のたどり方、対処の方法を、個別に、〈たまご理論〉に基づいてお話をしてフォローしていきますから、必ず良い結果が出てきます。そのときに現代西洋医学の良い所は勧め、悪い所は改めていきます。その患者さんにとって一番良い方法を選択し提供しつつ、〈たまご理論〉にもとづく〈内臓調整〉によって〈消化管の活性化〉をはかり、血液の循環を良くしていきます。

そして、だんだんと良くなっていかれる患者さんにとって、さらに良くなる人生をどのように生きたらいいのか、ということを考えていただきます。今は生活するのに何の支障もないという所まで回復したとしても、それで満足してはいけません。自分で納得し、感じ取れる身体をつくり、身体の感覚を受け取ることができるようになっていただきたいと願っています。

人は生きている限り、いつか死を迎える宿命を持っています。誕生以来、呼吸をし、食事をし、成長してやがて老化し、約八〇～九〇年で死ぬことは確かなことです。しかし、自分は本当に死ぬんだろうかという漠然とした思いで日々を過ごしていますが、いつかは必ず死んでいきます。

残念ながら二度死ぬことはできません。たとえば糖尿病の人が、痛みもないしとタカをくくって安易な生活をしていて、血圧が高くなり脳梗塞で死んでしまったとします。その人が病気の失敗で死んだから、今度はこの教訓をいかして二度目の人生を送りたいと思っても、人生は一回きりのものです。二度目の人生をやり直したいと思っても、だれにもできません。ということは、いつも今が勝負だということです。

日々成長し、老化へ死へと向かっている現実がここにはあります。すべてが自分自身の責任であり、人まかせにしたり、人に代わってもらえるものではありません。責任の所在を明確にし、大きな失敗を招かないように自分自身に問うことが必要です。

2　根源的な消化管の運動機能

私の提唱する「消化管の運動機能」というのは、唇から肛門までを指しています。では、口に入れた食べ物がどういう経路をたどるのか見ていくことにしましょう。次の「食べた物が全身にめぐる経路」という図をごらんください。

唇から始まって、歯、舌に行き、ここで食べ物を混ぜ合わせて嚙みくだきます。次に食道を通って、胃、小腸、大腸、肛門の順に進んでいきます。この流れの中で、食べた物が胃と腸で消化・吸収されながら、最後には便として肛門から排泄されます。消化、吸収の作用によって、筋肉や骨が作られていき、食べた物が自分の血となり肉となっていきます。

次の図では、肝臓がどの位置にあるかお分かりいただけると思います。口から入った食べ物は、小腸で栄養素を吸収し、門脈という血管を通って全部肝臓へゆきます。毒素や薬、その他いろんな物も肝臓へ送りこまれ、その状態で悪い物があれば毒素を消してくれます。これがいわゆる肝臓の解毒作用です。

血液が肝臓の次は肝静脈、大静脈を通って心臓へいき、身体全体に流れて全身の器官へと運ばれます。筋肉、骨、目や耳、歯肉や歯槽骨に至るまで全部に流れていくわけです。最終的に血液は、腎臓で濾過され、不要なものは小便になり、必要なものは再使用されていきます。この一連の流れを、はっきりと理解しておいてください。

たとえばC型肝炎の人が、過食、早食いによる腸内の異常発酵で毒素を発生させたり、薬や食品添加物など化学薬品、あるいはアルコールによる毒素がたくさんあると、肝臓はこれを解毒しなければなりませんから、疲れてますます悪くなっていきます。そして肝硬

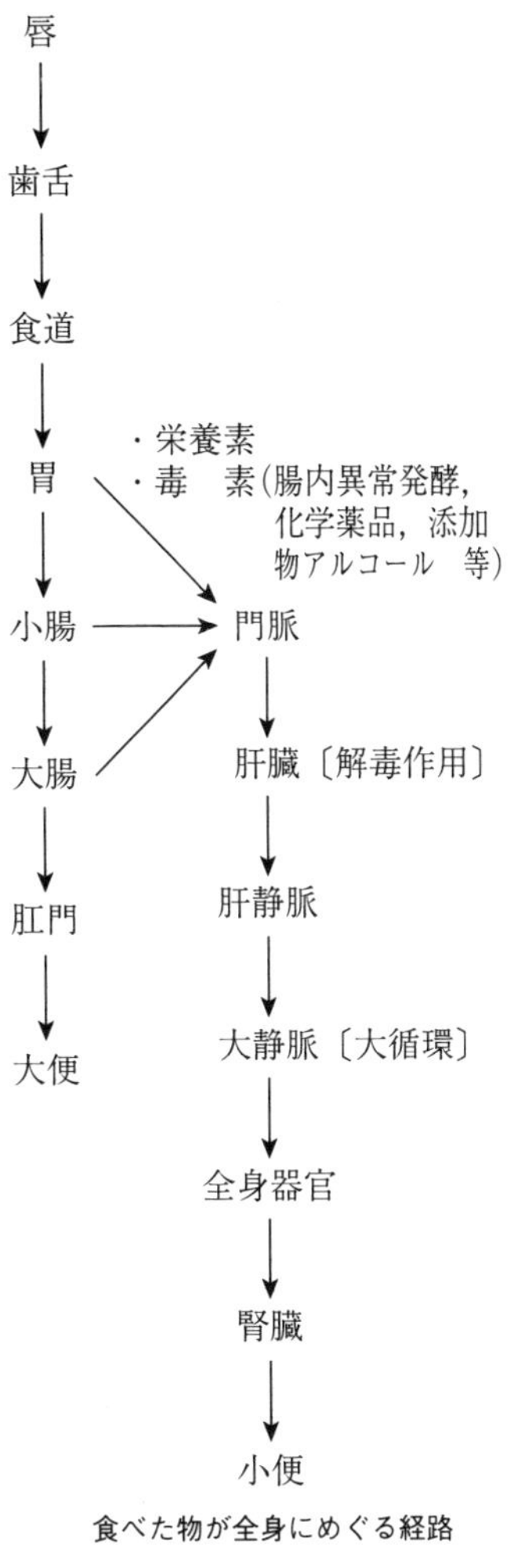

食べた物が全身にめぐる経路

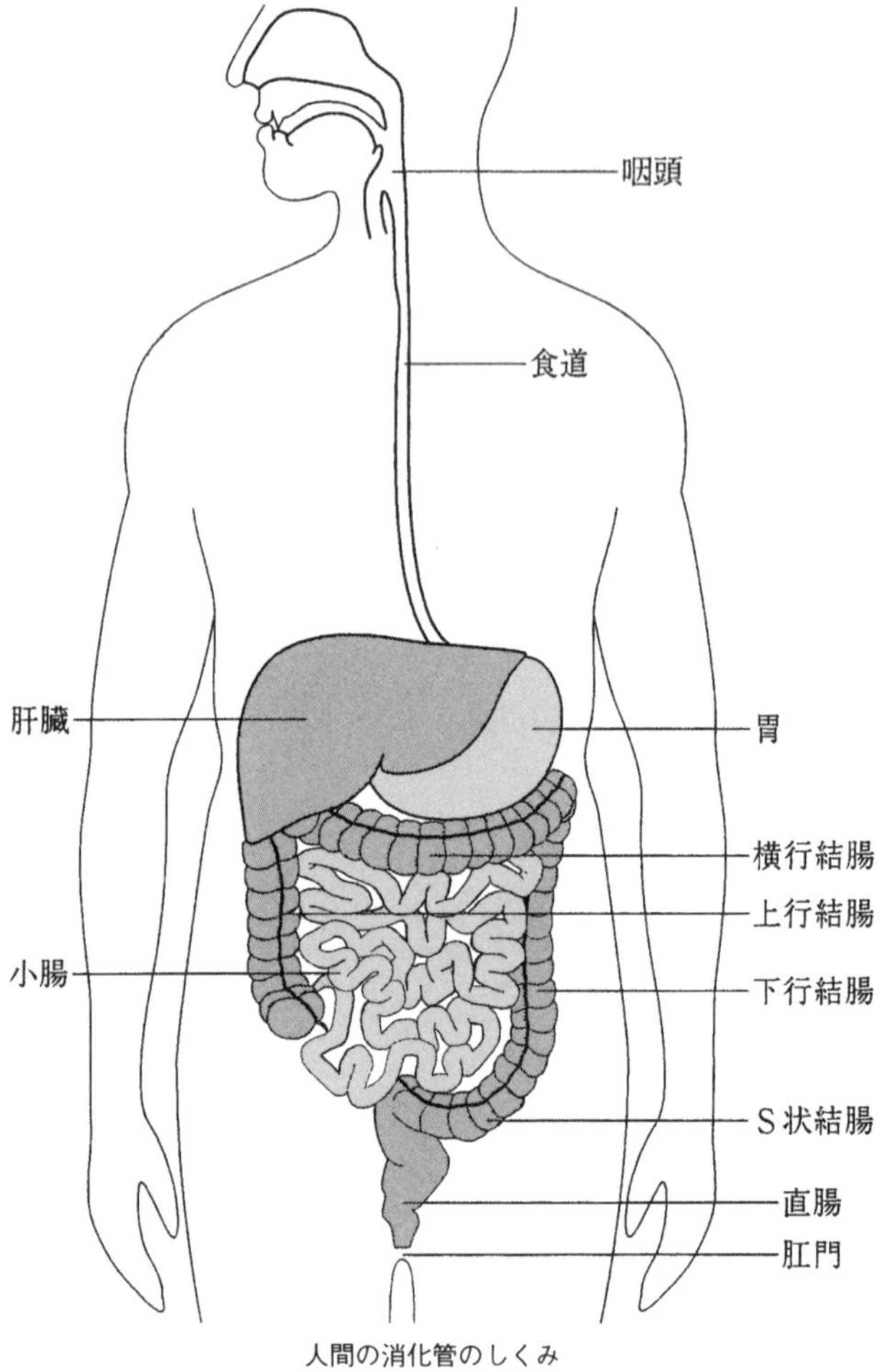

人間の消化管のしくみ

変を招き、次に肝臓ガンになっていきます。肝臓に負担をかけないためにも、できるだけ毒素を作らないよう注意しなければなりません。何をどう食べるかが大きな意味を持ってきますから、食事がいかに大事かお分かりいただけると思います。

このような重要な役割を持つ肝臓と、消化管の運動とは、深いつながりを持っています。消化管の運動機能が弱ると、胃腸内で異常発酵を起こして、病気の原因となるいろんな毒素が発生します。これについては第三章で詳しくお話しますが、これらの毒素がすべて肝臓の負担となりますから、内臓の中でも特に消化管を活性化させるという〈たまご療法〉が、いろんな病気を治すことができるのは、このような理由によるものです。

従って、予防もできていきます。消化管の運動機能というのは、非常に根源的なものを含んでいます。胃腸というものを単に消化、吸収する所というとらえ方だけでなく、化学的、力学的にあらゆる面で作用していきますし、血液循環にも大きくかかわっています。どのようなかかわりを持っているのかについては、のちほど詳しく説明していきますから、ここでは、胃腸と肝臓のつながりについてしっかりと把握しておいてください。

消化管を中心とする内臓の動きの良し悪しは、体質的な問題もありますし、精神的なものも影響してきます。逆に不安や悩みは、内臓の動きを良くしていくことによって解消させることができます。内臓は自律神経によって調整されていますから、消化管の動きが良くなると不安感がなくなっていきます。

ほとんどすべての病気が、胃腸の弱りからくる消化不良と、これが原因となって生じる胃腸内の異常発酵、消化管の運動機能低下で起こってきます。この一連の流れが積み重なって大きな病気を招くことになりますから、健康な身体を作るには消化管の運動機能をたかめることが基本であることがお分かりいただけると思います。

3　機能と器質の関係

現代西洋医学では、器質的な疾患の解明に対しては目を見張るものがあります。ガン、ポリープ、潰瘍などは皮膚や粘膜にできる器質的な疾患の代表的なものですが、このような疾患に対しては適切な処置ができるようになりつつあります。しかし、この内臓の動きをとらえることなく、対応できていないことが、ガンや潰瘍などの大きな病気を招く最大の原因になっていることは、私が確信を持って言えることです。

先に、文明社会がもたらす弊害として、デカルトの二元論が世に出て以来、人間を客体視し、客体として分析して調べていくようになったということをお話しましたが、このことによる成果も一方にあり、現代の医学を確立する基盤となっています。

それは、一八五五年に発表されたフィルヒョウの細胞病理学説をはじめとして、顕微鏡で細胞を観察して、病原菌がどのように影響しているのか解明されたことによります。そして、器質的な疾患に対して非常に強くなっていきます。また、先天的な疾患をとらえることも実現しつつあります。救急医療や細菌性の疾患や外傷の処置、奇形の修復には、現代西洋医学は大いに貢献しています。

ところが、そのような分析ではなく、内臓の器質でもなく、内臓の機能の方を調べるということがまったくなされていません。しかも、病気の原因が内臓の機能低下にあるという見方、考え方がなされないまま今日に至っています。現代西洋医学では、内臓の機能やはたらきの具合を測定することはできていません。

内臓の機能低下が病気をひきおこす

私が長年にわたって多数の患者さんと接してきて、内臓の機能低下が神経症や精神的な疾患と深い関係があること、また脊椎の歪み、腰痛症、膝の変形や外反母趾などを引き起こすことをつきとめました。自己免疫的な疾患、リューマチ、クローン病、重症筋無力症、アトピーとも関連があります。

現代西洋医学ではこのような見方が欠落しているため、ほとんどの慢性疾患が内臓の機能低下からくるものであるにもかかわらず、病気に対する予防ができないし、薬に頼った対症療法にならざるを得ないということになっています。今後の医学は、内臓の機能という点に目を向け、大きく変革していくことが迫られるでしょう。

人間も自然の一部であるにもかかわらず、私たちは休日に郊外へ出かけ「自然と触れ合ってきた」という表現をしますが、一番身近な自然、すなわち自分自身とのつき合い方がたいへんへたになってしまいました。このことを念頭に置いていただきたいと思います。

内臓調整していただくと自分の身体は、自分自身で感じ取ることができるようになっていきます。医師や施術者に自分の身体を任せるということではなく、自分自身を判断の基準に置くということが大切なことです。人間には、こんなすばらしいことができるのだということを知っていただきたいと思います。

その上で、薬が必要であれば飲めばいいし、どうしてももとの健康な状態に戻ることができず、日常生活が困難であるということになれば手術するということも選択の範囲に入れたらいいということです。人間が幸せになるためにはどうすればよいかということをいつも判断の基準に置き、いのちのレベルを向上させるよう自分自身で選択しましょう。

ここで大切なことは、内臓の機能を低下させず活性化した状態で、「人は楽しむべき存在」であるために自分がどのような社会的役割分担を担っていくのか、それを実現するための生活目標を考え方の基準に置くことです。自己管理を怠らず、自分の責任において物の見方、考え方、心のあり方を明確にした上で、食生活をはじめ日々の生活そのものに注意を払っていかなければなりません。

これからの自分の人生を考える時、病気を未然に防ぎ、楽しい時間をどれだけ過ごすことができるのか。早死したくなかったら、寝たきりの生活をおくりたくなかったらどうすればよいのかということです。

振り返って生まれてから今日までの自分を見つめ直し、この世でたった一つの貴重な命を与えられた自分にいったい何ができるのか――。その役割を見出し、自覚することによって初めて生活を律することができていきます。その結果、健康を維持することができ、自分の身体を人任せにするのではなく、むやみに危険な手術や検査を選択しない生き方が可能になってきます。

4　健康な身体の三大特徴

私たち人間はいろんな病気にかかりますが、では一体この病気はどこから起こってくるのでしょうか。どこがどのように悪いのでしょうか。どこまで持っていけばいいのでしょうか。何を基準にすればいいのでしょうか。それぞれの病気を基準にすると、原因や症状は千差万別ですから私たちは混乱するばかりです。そこで、健康体を基準に身体の不調や病気を診ていくことにしましょう。

たとえば自分が高血圧だとしたら、健康な身体を基準にして血圧がどのような位置にあるのか、角度や距離が確認できます。健康体と比較したとき、自分自身の身体にはっきりとした違いが自覚できるようになります。また、身体の状態が変化していきますから、治療の目安、回復の目安にもなります。自分の身体の主人公は自分自身ですから、変化をとらえることができるようになると、健康の舵取りができるようになっていきます。そうすると、自分が納得できる医療を受けることが可能になります。

私の長年の臨床経験から具体的に何が基準となるのか、健康な身体とはどのような状態を言うのかを見ていくことにします。

一、頭《ず》寒《かん》足《そく》熱《ねつ》（頭が涼しく、手足が温かい状態）

二、上《じょう》虚《きょ》下《か》実《じつ》（おへそから上が適度に柔らかく、下腹部に力が入り、お腹は押しても痛みのない状態）

三、正《せい》姿《し》勢《せい》（腰の骨が前に曲がり、背骨が後ろに曲がり、頸《くび》の骨が前に曲がるS字状の湾曲《わんきょく》となる状態）

一、二の条件を満たして健康体であるとき、初めてむりなく三の正姿勢をとることができます。

頭寒足熱

私の次女が小学校五年生のとき、授業参観で水の対流についての実験を行っていました。それを見たとき、人間の身体についても同じことが言え、まさしく頭寒足熱とはこのことだと気づいたことがあります。血液を含めた体液の対流というのはどのようになっているのか、ということがよく理解できます。私がお話をする健康講座でも皆さんの前で実際にこの実験をしてみました。

お湯とお水を用意し、お湯には赤い色をつけておきます。それぞれ透明のガラスびんに入れ、間仕切りをしてこれをはずしたときの水の対流を見ます。上のビンが頭部、下のビンが足元、間仕切りは横隔膜と考えてください。

その結果、①は赤い色をしたお湯と透明な水がきれいに混じり合い、②はわずかに流れますが混じり合うことはありません。①は内臓の動きが良く健康な人、②は顔が赤くむくんで汗をかき脳卒中で倒れる可能性のある人、ということです。

これが、実際に身体の中で起こっていることです。対流を良くするのが内臓の動きであり、食事のとり方や冷えなどとかかわってきますからある程度は自分の意志でできることです。〈たまご理論〉にもとづく内臓調整（特に消化管の運動機能の活性化）と内臓を強化す

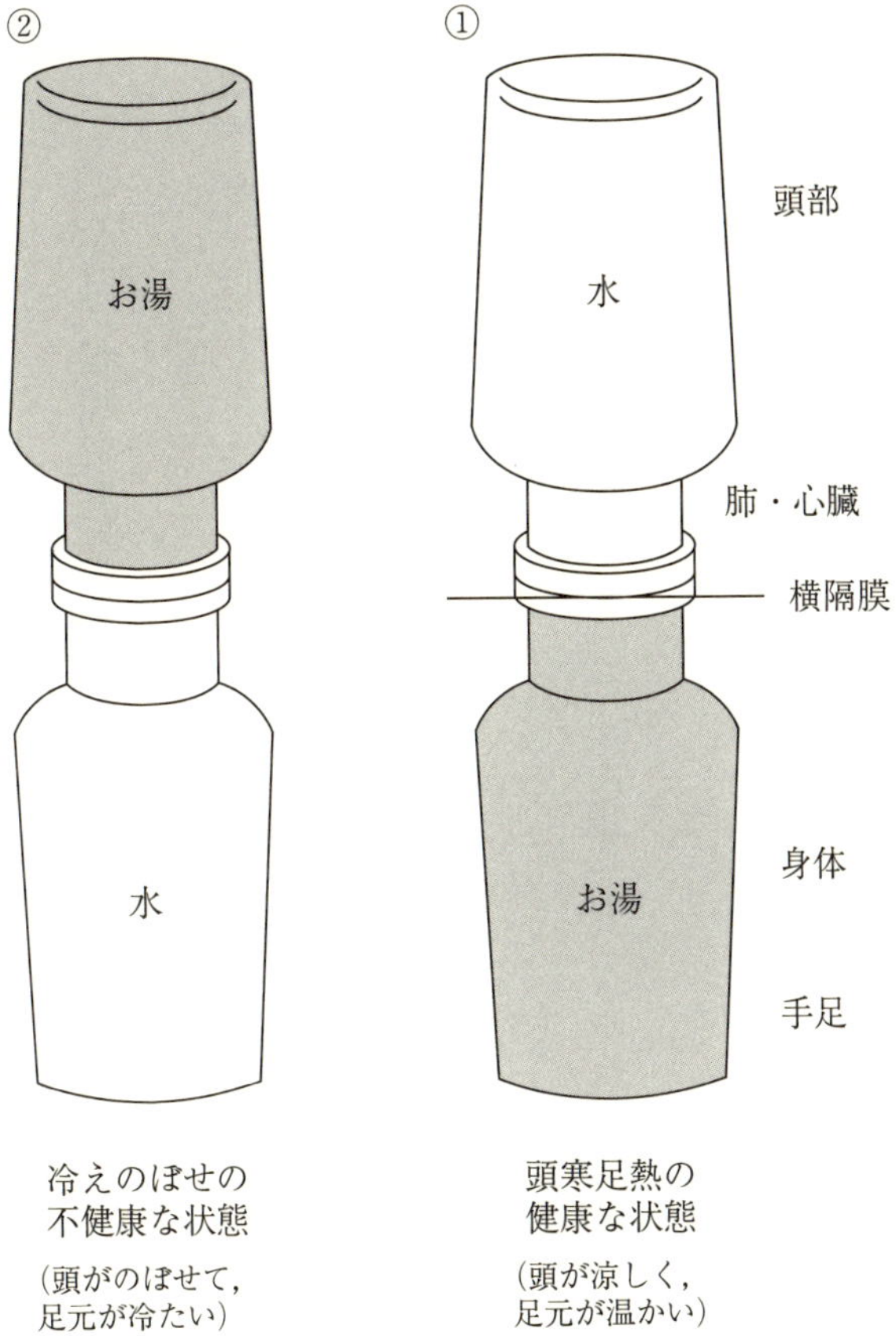

水の対流による頭寒足熱の実験

る日常生活処方は、このような意味があります。こうして頭寒足熱の状態を作って身体全体の体液の循環を良くし、血液そのものが持っている自然治癒力を最大限に活かしていきましょう。全身の循環が旺盛になると血圧を下げることができてきます。

上虚下実

次に、上虚下実についてですが、私の患者さんはこの言葉の意味を良く理解してくださっていますが、一般的には耳慣れない言葉かもしれません。もとは丹田呼吸法（腹式呼吸法）を提唱した藤田霊斎という人の造語で、『万病を癒す丹田呼吸法』（村木弘昌著、春秋社）に次のような説明があります。

字づらをそのまま解釈すると、上を虚にして下を実にするということである。つまり上を軽く下をどっしりとする。

（中略）

活動時にはみずおちを凹《くぼ》めながら力強く息を吐いている場合が多い。手足の骨格筋を使えば、それが横隔膜（これも骨格筋）の収縮を促すということが自然に行われる。吐く息で下腹に力の入った状態を、霊斎先生は下実と表現した。みずおち下を軸にして、上半身をくの字型に前に倒す。こうした動作を繰り返し行ううちに、いつの間にか腹圧がかかっていることに気がつく。これが下実である。

下実とは生理学的にみれば、横隔膜の強い収縮によって下降することで、そのときは力強く息を出している。これを反復しているうちに、どっしりとした下腹となるのである。

以上のことから、健康な身体と呼吸法の関連について知ることができます。お腹を見るとその人の健康状態がよくわかります。精神的にモヤモヤしていたり、食べすぎ冷やしすぎになると上腹部がポコンと出て固くなります。これはどんな検査よりも早く出て、精神的・肉体的な状態が正直にはっきりと反響されます。このように自分自身である程度の判断ができますから、人まかせにする身体ではないということを忘れないでいただきたいと思います。

正姿勢

人体が重力に抗して坐位・立位の時、一番負担の少ない姿勢、すなわち頸椎の軽い前弯、胸椎の後弯、腰椎の前弯を呈し脊椎の生理的なS字状の弯曲となる。当然体液の循環の良い頭寒足熱・上虚下実があってはじめて正姿勢をとることができます。

5　健康体の様態について

頭寒足熱と上虚下実についてお話しましたが、ここで〈たまご理論〉の健康な身体にとっての基準についてまとめておきたいと思います。第一次から第四次までの基準を設けていますが、これを理解していただくことによって健康な身体のなりたち、経過、状態が分かっていき、病気の治療と予防に役立つものとなっていきます。

これは序章の「〈たまご理論〉と〈たまご療法〉について」で先に紹介しましたが、最も大切なポイントですのでここでも触れておきます。

- 第一次的根源的基準
- 快（ほっとする、気が楽である、気持ちがよい）

・楽（楽しい、面白い、うれしい、わくわくする）

心も身体も心地よく楽であり、快食、快眠、快便で意欲に満ちている。できごとが終わった後も、振り返ってああよかったなあという感覚が持てる。

・第二次的基準

・消化管の運動機能が良い。

・第三次的基準

・頭寒足熱

・上虚下実

・正姿勢

・第四次的基準

・力学的に安定している。

・血液循環等、体液の流れが良好である。

・自律神経・ホルモンの働きが安定している。

・消化・吸収・排泄が良好である。

・呼吸が深い。

・生化学的に正常である。
・皮膚につやがあり、筋肉に適度な固さがある。
・免疫力が旺盛である。

以上、それぞれについては別の所で詳しく説明していますからここでは省略いたします。

快楽を感じる

〈たまご理論〉とは長年の私の経験から生み出した簡単、便利、納得のできる理論で、日常生活に活かせ、自分一人でも実行できるものです。また、その人に適した方法で個別に指導し、フォローもしていけます。

かつて第一線で活躍するある医師が、「私は医療にはかかりません」という宣言をされたことがあります。医療ミスの問題も含めて医療のあり方については現場にいる人間が一番良く分かっていますから、このような発言が出てきたのだと思います。

では、医療ミスや薬の副作用を防ぐためにどうするのか。そのためには〈たまご理論〉による第一から第四までの基準で、私が実践する内臓の活性化をはかることが予防になります。内臓が良く動くときは快楽な生活がおくれます。食事はおいしく、夫婦や家族の会話も気持ち良く、お互いの身体に注意を払う気づかいが生まれてきます。人からも喜んでいただいて自分がなりたっているということが感じ取れることが、心身ともに健康体であるということです。

このようなとき私たちの身体は、すべて上虚下実の状態にあります。いつもお腹の診断をしていますが、お腹を押さえるとその人の身体の状態がよく表れています。不摂生が続いたり、精神的に不安や悩みがあるとすぐに分かります。必ずこういった原因があり経過がありますから、患者さんには食事の仕方、気持ちの持ち方についてもお話しています。そうすることによって上腹部の状態と痛み、血圧、精神状態などとの関係が分かり、だんだん身についていきますから、同じ失敗を何度も繰り返さないよう心がけていただきたいと思います。

私の患者さんにこのような方がおられました。中年の男性で、かなりの赤ら顔です。初診のときの頭部の表面温度が三四・九度、足元が二三・五度で一〇度以上の差があり、完全に〈冷えのぼせ〉です。このように一〇度以上の差があるときは、全体の体液の循環が悪くなり、重度の病気を皆さん抱えておられます。上腹部は当然のことながらかなり固く、内臓の動きがとても悪い状態でした。

そこで〈内臓調整〉を始めたところ健康体の体温に近づき、頭寒足熱といっても良いほどの変化が出てきました。上腹部にも柔軟性が感じ取れ、血圧は最高一九〇―最低一一〇から一四〇―九〇となりました。

このように快方に向かっていくと、例外なく心地良さ、気持ち良さ、生活の中に快楽を感じることができます。

一、ぐっすり眠れて、寝覚めがよい。

二、食事がおいしく、適量でハシを置くことができる。

三、バナナ状の便が出て、お腹がすっきりしている。

私たちの身体に快楽の基準をまず第一に置き、この状態を保つことが何より健康であり続ける理屈抜きの方法であると言えます。赤ちゃんのように素直に身体の声を聞きつつ実行してください。

命をめぐる真剣勝負の場

ショパンのピアノ曲が聞こえる。またモーツアルトだなと思われる曲の場合もあるかとおもうと、古い映画の『会議は踊る』の主題歌であったりする。それもほんのかすかに耳に伝わってくるだけで、ああ、いつもの曲だなと意識する程度である。これがこの病院の音楽である。気にしない人はそのまま、少しも気にしなくても良い。これ見よがしに印象派の名画が壁面を飾ることもない。

ただひとつ、中宮寺の弥勒菩薩のすばらしい写真の額縁入りが、さりげなくかかっている。これも気にしない人には気がつかないくらいである。無造作といえば無造作、気取らぬといえば少しも気取りがない。すべては気楽である。子供向けの絵本のようなものがいささかあっても、大人向けの雑誌、週刊誌、グラフのたぐいは一切そなえられてはいない。ましてＮＨＫや民放の番組用のテレビなどを備えてあるはずはない。

無造作とは、何と心地よいものか。しかも何と率直なことか。石垣先生の関心は、ひたすら人間の身体と命について垂直に向かっている。余分なものは少しもない。そのことが、ここを訪れてくるひとには、まっすぐに伝わる。どうして、耳をなぐさめるもの、目をなぐさめるものに気をつかってもらう必要があろうか。ここは、命をめぐる真剣勝負の場である。

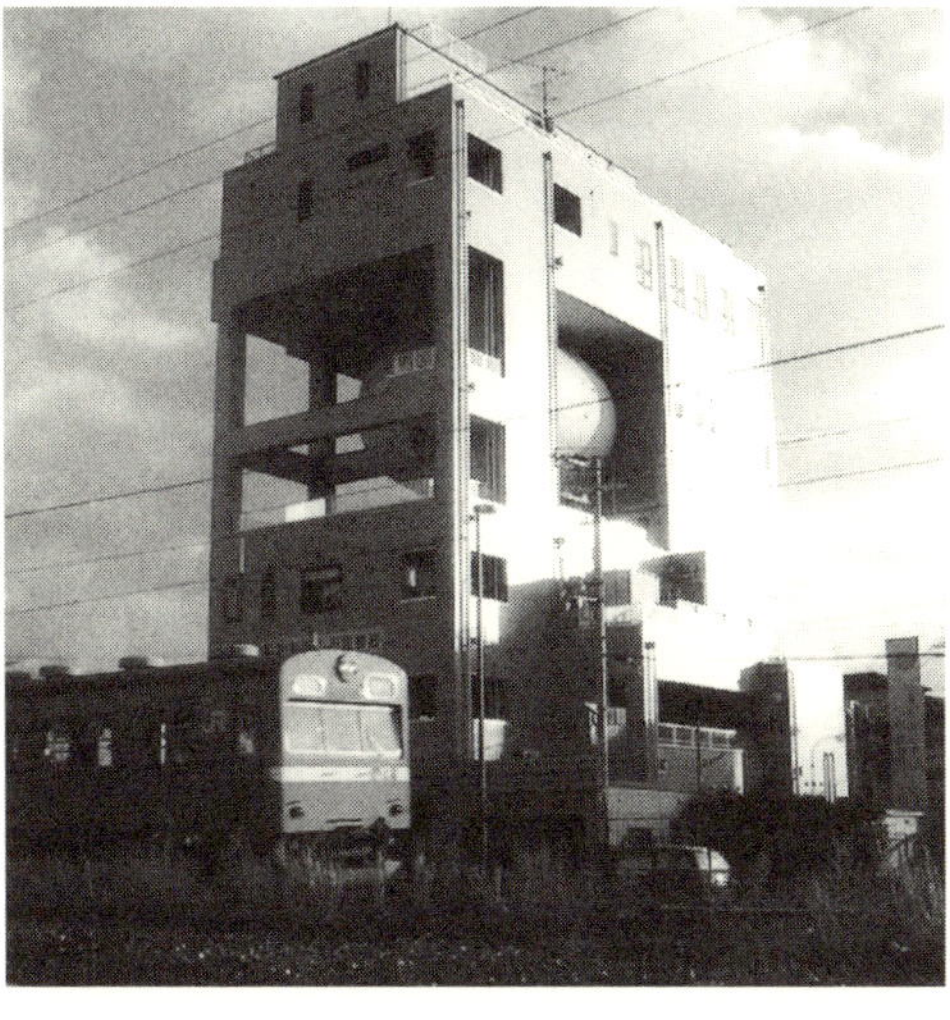

第三章　消化管の運動機能低下が〈難病〉のもと

1　なぜ消化管の運動機能が大切なのか

病気を予防することの大切さについてはすでにお話ししましたが、ほとんどの病気は、長い年月を経て発病し、突然襲われるものではないということを知っていただきたいと思います。たとえば三十代で発病したとしても、そこに至る原因の蓄積は小さな時からあるのが常です。知らず知らずのうちに、病気を溜めていったことになります。

そういうことのないように、病気になってから治療を受けるというのではなく、もうすぐ発病するであろうという前の段階で健康な身体を保つことが重要になってきます。これが東洋医学で言うところの「未病を癒す」ということです。それには、〈内臓調整〉によって〈消化管の運動機能を活性化する〉ことがほとんどの病気に有効な方法であることを私は長年において実践し、成果の数々を見てきました。

機能低下を早く見つける

端的な例をあげますと、後天的な心臓疾患、脳卒中、脳腫瘍などの原因は、ほとんどすべて消化管の機能低下にあることがはっきりと確認できています。たとえば脳卒中で倒れる人は、三十年も四十年も前から消化管の運動機能が低下しており、血液の循環が悪くなることによって起こります。それはお腹の状態にも出ています。現代西洋医学では生活習慣病としてしか見ていませんが、客観的な基準として出ています。

しかし、消化管の動きというものが検査には出ないので、西洋医学ではとらえてくれません。ところが確実に消化管の運動に変化が現れて、当事者は不快感や不調を訴えることになります。そこで内臓の調整をしてやれば大きな病気にならずにすみますし、また病気になったとしても治療の過程でこの方法が使えます。病気をコントロールすることができるし、再発を予防することも可能になってきます。

私の患者さんに四十五歳の女性で、脳萎縮の初期の方がおられました。平衡感覚がうすれ、目がキョロキョロとして視線が定まらず、お茶を運ぶときにお茶碗がカチャカチャとぶつかる音がしたりこぼしたりしたそうです。「なんかへんだなあ」と思って脳外科へ行って検査を受けたところ、ＣＴスキャンでもＭＲＩでも脳が萎縮する病気だという結果は出なかったそうです。

しかし彼女が訴える症状からして、まだ脳の萎縮は始まっていないけれども初期の段階にたぶん間違いないだろうという診断が下されました。医者からは、そのうち運動障害が起こって歩けなくなっていき、最終的には寝たきりになることもあると言われ、「自分はまだ若いのに」と悩みました。そんな時に私の所に来られ、治療が始まりました。

初診のとき、もつれたしゃべり方をしておられたので指摘しましたが、彼女は気づいていませんでした。帰ってご主人に聞いても「さあ、なあ」という返事だったそうです。何年間もかかってゆっくり悪くなっているので本人の意識にそのことがないし、最も身近なご主人も同じことでした。

私の所で内臓調整を始めた次の日、朝起きるときにいつもはクラッとした感じがあったのに、それが消えたそうです。歩き方もしっかりしてきて「いつもと違うなぁ」と思っていると、回りの人からも同じことを言われました。〈内臓調整〉を続けているうちに良くなっていくのが分かり、落ち込んでいた気持ちが救われていきました。

その後、彼女の症状は回復していき心身ともに見違えるほど元気になられました。再発予防のために〈内臓調整〉を続けておられますが、最小限にくい止められて本当によかったと思います。

　この患者さんの場合、脳が萎縮していくことの症状は出ていても、検査には出ませんでした。このようなケースは、他の疾患においてもよく見られることです。たとえば変形性股関節症になる方が大勢いらっしゃいますが、これは大腿骨々頭の変形によって起こるものです。患者さんは痛みで歩きにくいという症状を訴えますが、初期の場合はレントゲンに出ないことが多く、大半の医師は「検査に出ていないので大丈夫、もっと痛みが出たらいらっしゃい」と言います。

　そして、不安を抱えながらもまだ大丈夫だと思って過ごすうちに痛みが激しくなって、二、三年後に再び病院へ行ってレントゲン検査をうけたとしましょう。すると今度ははっきりと骨の変化がレントゲンに出ますから、病名がつけられて「手術しましょう」と医師に宣言されることになります。

　現代の医学では、このように器質的な変化が起こらない限り対処する方法がないと言っていいほどです。脳の萎縮はまだ現れていない、骨に異常はまだ見られない、けれども症状を訴えている、これを機能的変化、はたらきの低下と言います。この段階で治してしまったら、寝たきりになったり手術しても元に戻らないというような状態を阻止《そし》することができます。それには、消化管の運動機能の活性化が大いに役立つことを忘れないでいただきたいと思います。内臓機能の活性化により、重心が安定し、血液の循環がよくなり、病気を未然に防ぐことができます。

2 病名のない病気――〈不定愁訴《ふていしゅうそ》〉の再評価

「意欲がない」「段取りが悪い」「体調がよくない」「肩が凝る」「なんとなく身体がだるい」「腰がだるい」「食欲がなく、お腹の調子が悪い」「頭がボーッとしてスッキリしない」というような症状は、私たちの日常でありがちなことです。そこで病院へ行って検査をしても医師からは「何ともないよ、しばらく身体を休めなさい」と言われて、何種類かの薬が出されます。

この時の医師の「何ともないよ」と言うのは、ガンやポリープや潰瘍などの器質的な疾患ではないという意味です。検査には出ないけれど、やっぱり悪いわけです。これまでにもお話してきましたが、このような状態を「不定愁訴《ふていしゅうそ》」と言います。この言葉を広辞苑で調べてみますと、器質的に明白な異常はないけれども本人に自覚症状がある、という意味のことが書かれてあります。

本人が関西弁で言う「しんどい」思いを訴えているにもかかわらず、現代西洋医学では原因が分からない、病名がないということはよくあることです。しかしこれには、はっきりとした原因があります。この時すでに内臓の機能的な動きが悪くなっているため、不快感が起こっているのです。西洋医学ではこの診断方法が完全に抜けています。

それは、胃や腸などの消化管の機能を消化・吸収としかとらえていないことから起きています。消化管の動きの良し悪しは、血液やリンパ液を含めた体液の流れという循環的なことに影響を及ぼします。また、自律神経や呼吸の強弱についても同様です。力学的不安定による骨の歪みや、そこから起こる弊害も考えられます。

不定愁訴は身体の警笛

自分自身が意識するしないにかかわらず、その人の精神作用、身体の動きの作用が、病気ということでなくてもだんだん衰えていきます。小さいことの積み重ねですから日々の変化に気づきませんが、やがて不定愁訴というかたちで出てきます。

「うっとうしい」「気持ち悪い」「面白くない」、これらの症状は、身体が警笛を鳴らしていると思ってください。自分自身の身体の感覚を大切にしてほしいのはここにあります。その大半が日常生活が原因となっています。ですから、日常の生活処方、治療ということが大事になってきます。

自分の身体は自分が主人公です。私どもは日常生活処方を徹底的に身につけていただきます。人は楽しむために生まれてきた、そのための医療を提案・実践している〈たまご理論〉を身につけ、西洋医学の良い所も取り入れていくことが人生をおくる上で重要な基礎となります。

ある時、大きな病気で手術を受けて命が助かったとします。これは西洋医学の偉大な成果ですが、それより以前に大きな病気にならないようにするのが一番良いわけです。お金もかからないし、しんどい思いをしなくてもすみます。そのためには、大きな病気にならないような節度のある生活を実行しなくてはなりません。

何度も繰り返しますが、最も根本的なことは、現代西洋医学では内臓の機能を診断することがまったく欠けていることが問題です。これは内臓の動きをとらえていないということです。

たとえば胃を例にとりますと、若い健康な人の胃は筋肉層の固まりで、胃本来の形を成していいます。ところが、内臓の弱っている人やお年寄りになると筋肉層が脱力して変形し、動き自体が弱っています。胃カメラでは胃という器《うつわ》の質が変わった状態はとらえてくれますが、器質的疾患の対極にある機能的な動きについてはほとんど分かっていません。

ところが機能的な動きの程度、良し悪しがいろんな所に影響を及ぼすわけです。「お腹が痛い」「調子が悪い」と訴える人の約半分は、いわゆる器質的な疾患ではなくて原因が分からない、たぶん機能の低下によって起こっているのであろうと言われています。これはメルクマニュアルにおいても同様で、検査に出ないのでどこが悪いのか分からないというのが現実です。

現在、私たちを取り巻く環境は消化管をひどく傷めています。食べすぎ、飲みすぎ、タバコの吸いすぎ、ストレス、冷え、運動不足などによって消化管の動きを低下させ、他の内臓にも悪影響を与えています。

内臓が悪くなれば、上腹部が固くなり、私たちは自然にお腹をかばうようになり、前かがみの姿勢をとります。姿勢が悪くなれば腰や膝に負担がかかり、首にも及んできます。これらが原因で身体全体に悪影響を与えいろんな病気をひき起こしますから、くれぐれも注意が必要です。

また、血圧が高い、アレルギーがある、腰が痛いなど持病があっても、ある程度良くなった人がお腹をこわしたら、再び逆もどりしてしまいます。良くなりかけていても弱い所に出てきますから、常に消化管の機能を低下させないよう気をつけましょう。

3 小腸の働きと身体に及ぼす影響

過食や偏食、早食い、ストレスなどの日常生活の歪みを最も敏感に受け止めるのが内臓、特に消化管であることは、私たちがだれしも経験していることです。その中でも小腸は重要な役割を担っていますが、私たちは一口に「胃腸の調子が良くない」などと言って消化・吸収する器官というおおざっぱなとらえ方をしがちです。

小腸は血液の循環に深くかかわり、人間の身体の中でも大きな位置を占めています。〈たまご理論〉では、血液の循環を決定するのは極端な言い方をしますと、①心臓、②内臓、③筋肉組織を動かす身体の動き、この三つですが、内臓全般の中では特に小腸の働きがあげられます。

では、小腸にはどのような疾患があるのかをご存知でしょうか。あまり聞いたことがないと思われる方が大半だと思いますが、実は病気らしい病気はほとんど起こりません。小腸は十二指腸、空腸、回腸に分かれており、十二指腸潰瘍というのはありますが、他の器質的な疾患はほとんどありません。ただし難病と言われるクローン病の場合、腸の壁に炎症や潰瘍が発生することがあります。

なぜ小腸に疾患が少ないかと言いますと、①一日で腸上皮細胞がはがれるほど新陳代謝が激しい。②器官が中腔になっていて可動性が大きく、取り巻く血管の循環がよい。この二点があげられます。たとえばガンができたとしても短時間のうちにはがれてしまいますから、基本的には小腸ガンというのはありません。

小腸という筋肉層の管にはひだがあって、でこぼこになっています。ひだがあるということは表面積が広いということですが、さらに多数のビロードのような絨毛《じゅうもう》があり、さらに、一つの絨毛に対して微絨毛《びじゅうもう》があり、微絨毛を入れると何と畳二四〇枚もの広さになります。絨毛の突き出たところに毛細管とリンパ管があり、小腸で吸収した栄養素は最終的に門脈を通って、すべて肝臓へ運ばれていきます。血液量はたいへん多く、大きな力を持っていることになります。

私たちが一日に口から摂取する水分は約二リットルです。他に身体から発生する消化酵素などの水分ですが、唾液約一リットル、胃液一・五リットル、胆のうで作られて脂肪を溶かす胆汁約〇・八リットル、膵液〇・七リットル、小腸から出る消化液約三リットルと言われています。小腸を含めて人間の身体にはこれだけの水分が出ているわけです。小腸へくるまでに約一〇リットルあることになります。

次に小腸から大腸へいくわけですが、この時に小腸で約九・五リットルが消費、吸収され、大腸へは約〇・五リットル運ばれていきます。これだけ小腸の吸収力、動きが激しいわけです。

小腸は消化管のキーポイント

ここで小腸の特徴をもう一度整理してみますと、次のことがあげられます。

一、動く程度が大きい（中腔であるため）。

二、新陳代謝が激しい。

三、表面積、体積が大きい。

このように消化管の中でもキーポイントとなっている小腸が少しでも狂うと、身体全体に悪影響を及ぼします。また、食べすぎ飲みすぎによる小腸での異常発酵によりさまざまな毒素が出ます。これについては別の所で詳しくお話することにします。このような場合も含めて内臓調整で小腸をコントロールしてやると、脳の血液循環が良くなって脳萎縮や脳卒中の予防、あるいは後遺症の治療に効果を発揮します。

先にふれたクローン病についても、ひどくなると腸閉塞を起こしますが、消化管を含めた小腸の動きを活性化することによって炎症が少なくなり、血液検査の結果も好転していきます。食欲がない、疲れた、などの症状が改善されていきます。貧血状態が良くなりますから、顔に赤味がさして元気をとり戻すことができます。

これは今までの発想では考えられなかったことですが、消化管の活性化と日常の生活処方さえ守っていけば良い結果が出てきます。ぜんそく、睡眠時の無呼吸症候群、循環障害、アトピー、ガンにも同じ効果が出てきます。考え方を変えるということは非常に難しく受け入れにくいことですが、〈たまご療法〉では客観的な事実をふまえて具体的に一つ一つお話ししていくことができます。なおかつ患者さんの体験が伴ってきますから納得せざるを得ません。後ほど患者さんの数々の体験談も紹介いたします。

私の医療、「〈たまご理論〉に基づく療法」というのは、特に慢性疾患、あるいは健康になりたい人の王道、主流になっていくことと思います。きっちりと納得した上で、自分の生活の実践の中で効果が出てきます。現代西洋医学のように、検査結果が出たのでこの薬を飲んでくださいというものではありません。また、この薬は効かないから止めましょうという発想ではなく、「実際の原理に基づいた人体三十八億年の正常構造と機能を活かした治療法」であるということをぜひ知っていただきたいと思います。

4　機能低下がもたらす病気とは

これまで消化管の運動機能が身体に及ぼす影響についてお話してきましたが、私たちが健康であるためにいかに大切な役割をはたしているかお分かりいただけたと思います。では実際にどのような病気を招くのか、さらに具体的に見ていくことにしましょう。

・ガン、アトピー、しっしん、皮膚炎、リューマチ、肝・腎臓障害

食べすぎや、よく噛まないために消化しきれなくなった食物は、大腸や小腸で異常発酵を起こし、この生化学的な悪影響がこれらの疾患の原因となります。インドール、フェノール、ニトロソアミン、硫化水素という悪性物質が腸内で発生し、ガンのもとがここでできます。また、同じく発生するアンモニアは肝臓障害、ヒスタミンはアレルギーの原因となるものです。小腸の働きについては先にお話しているとおりで、便秘、軟便、下痢、臭いおならは赤信号と思ってください。

- **腰椎ヘルニア、外反拇趾、変形性膝関節炎、変形性股関節炎、五十肩、頸腕症候群などの整形外科的疾患**

内臓の動きが弱ると上腹部が固くなり、重心が上にあがり力学的に不安定となります。身体は無意識に重心を下げようとして膝を曲げたり、肘に力を入れて背中を丸めたりします。さらに、肩をいからせ頸《くび》に力を入れてバランスをとろうとします。

また人間は、イヌ、ネコや他の動物と比べて非常に目の良く利く動物で、なおかつ色も感じ取れます。このように人間の目からの情報力は、他の動物よりもはるかに優れています。目から情報を得ようとするときには、頸に力を入れて無理に顔をまっすぐにしようとします。自分で動きやすい状態を作って、個の物体としての安定感を得るために、身体の各部位に力を入れています。私たちの身体はこの行為によって、長年にわたり器質的な変化をもたらし、整形外科的な疾患を招くことになります。これは私が世界で初めて提唱したもので、数多くの臨床例に基づくものです。

- **冷え性、高血圧、脳卒中、心疾患、循環器系疾患**

消化管の動きが悪くなると、必ず胃腸をはじめ身体全体の血液の循環が悪くなります。これが冷え性や顔のほてりの症状となって現れ、長年の積み重ねが高血圧、脳卒中の一番の原因となります。高血圧で原因がはっきりしているのは約一〇パーセントで、あとの九〇パーセントは本態性《ほんたいせい》高血圧と言いますが、原因は分かっていません。しかし、そのほとんどは消化管の運動の弱りからきていることは明白で、消化管を活性化することにより血圧を下げることができます。現実に薬を減らすことにも成功していますが、どうしても血圧が下がらない場合は自分自身の生活を見直すことから始めなければなりません。お腹いっぱい食べて大酒飲んで、ということであれば絶望的と言わなくてはなりません。日常生活処方は非常に大事なことです。

・ノイローゼ、神経症、統合失調症、引きこもりなど自律神経と関連のある疾患

消化管の弱りは自律神経の不安定をも招くことになります。内臓は自律神経により支配、コントロールされていますから、ノイローゼ、神経症などいろんな精神的障害が出てきます。

・ぜんそく、気管支炎、肺炎、肺結核、呼吸器疾患

内臓の弱りから上腹部が固くなることは先に述べましたが、逆に内臓全般が弱ることによって支配神経である自律神経が不安定になって、呼吸筋である横隔膜が上下しなくなり、肺の上下運動が少なくなっていきます。そうすると呼吸が浅くなり、気管支炎やぜんそくなどの呼吸器疾患が出てきます。

・アトピー、じんましん、皮膚の荒れ、シミ、炎症

皮膚は内臓の状態を写す鏡と言えます。内臓の動きが悪いと新陳代謝も悪くなり、皮膚に良くない症状が出てきます。

・自己免疫疾患（リューマチ、クローン病、重症筋無力症など）

免疫力を持つ腸管はいわば外部からの侵入に対する防波堤の役目をしており、全身のバランスをとっています。この機能が弱ると外部に対しての免疫力が低下し、様々な病気が出現することになります。

このように内臓の弱りが招く症状を見ていきますと、私たちの命にかかわる重大な病気であることが分かります。ほとんどの病気が消化管の運動機能の低下が原因で、何年、何十年とかかって出てくるものです。突然病気が襲いかかってくるのではなく、

健康体→内臓（特に消化管）の弱り→不定愁訴→病院での検査異常→器質的疾患の判明

↓病気↓薬↓手術↓介護

このような連続性があることをここでしっかりと把握しておきましょう。この流れを理解できれば病気の予防、突然死の予防、寝たきり、認知症等ほとんど全ての病・不定愁訴の予防をすることができます。

5　よく噛まないことのおそろしい結果

消化管の出発点は唇です。食事はよく噛んでゆっくり食べることが基本ですが、それには歯が健康でなくては成り立ちません。

①　歯が健康である。きちんと治療している。
②　噛み合わせが良い。
③　よく噛む習慣がある。

この三つは、どれも大事なことです。②は姿勢の安定につながり、③は免疫力や脳循環を良くしていきます。

①②③を満たすことによって、胃腸の負担が軽くなって良く動き、消化管の運動機能が活発になります。そうすると内臓全体が良く動きますから、

力学的に安定する
循環機能が活性化される
自律神経が安定する
呼吸器系が安定する
免疫力が旺盛になる

⇩

上虚下実
頭寒足熱
正姿勢力

このような良い状態となり、消化管の入口である歯の健康が全身の健康の要になっていることが分かります。

歯が悪くて食べ物をそのまま飲み込むような人は、胃腸が弱って消化不良を起こし、胃腸内の異常発酵によって、先にお話したとおり肝臓障害、アレルギー疾患、ガンの原因となる毒素が発生します。自分で病気をつくっていることになります。

そのためにも、よく嚙むということが非常に大きな意味を持ってきます。歯が悪くてよ

く噛めない人は、まず歯の治療をしてください。きれいに治した上で、よく噛む習慣をつけることが必要です。よく噛まないことの結果と〈たまご療法〉での対処は、次のような関係になっています。

よく噛まないことの結果と〈たまご療法〉での対処

よく噛まない
よく噛めない
↓
胃腸の弱り　消化不良
↓
胃腸内の異常発酵　軟便・下痢・便秘
←
消化管の運動機能の低下
←
難病・慢性疾患・不定愁訴

たまご療法
内臓調整により消化管の活性化・日常生活処方の指導
←
治　癒

不健康な歯というのは、虫歯があることはもちろんですが、歯をすべて失ってしまう可能性のある歯周病を持っていることです。年齢とともに歯周病に犯されていきますから、身体の健康を保つためにも必ず治療してください。

歯周病にかかると歯肉が衰えていきますから、歯が長く見えてきます。歯肉の色はどす黒い紫色となり、血液の循環が悪いということが分かります。それは毒素を含んだ血液であり、さらに全身の循環が弱まっていきますから悪化する一方です。そのまま放置すると、先ほどもお話ししましたが歯を全部抜かなければいけないという事態を招くことになります。

歯周病の原因には、

① 歯列が悪い→歯がみがきにくい

② 口の中が汚い

③ 全身の状態が悪い

このようなことがあります。ですから、歯並びを良くして噛み合わせをただすことと、口の中をきれいにブラッシングすること。さらに全身の状態はもちろんのこと、血液の循環を良くすることによって、歯肉がプリンプリンしたきれいな色になっていきます。

極端に言うと、全身の健康状態が良いと、多少歯列が悪く、口の中が汚れていても歯周病にはかかりにくくなります。それほど内臓の動きがかかわってきますから、まず川上の汚れを落としてください。内臓調整で消化管の動きを良くしてやって、家庭で日常生活処方をしっかり実行していったら、歯周病は良くなっていきます。専門的な歯列の矯正や歯の病気を治すのは歯科医の分野ですから、専門医の指導を受けて並行していくことが必要となってきます。

ここでは詳しい説明を省きますが、私が提唱しているのは、内臓の動きが弱ることによって腰部、背部、頸椎、特に第一・第二頸椎にズレが生じ、結果的に顎《がく》関節がズレることで歯並びに異常をきたすということです。これはまだ誰も言っていませんから、私が世界で初めて実践したことです。

ですから内臓の動きを良くして、頸椎や顎関節のずれをただしながら、ある程度良くなった状態で歯科医にかかるよう指導しています。

よく嚙まない、よく嚙めないことから起こる消化管の運動機能の低下についてお話してきましたが、さらに詳しく言うと次のようなことが起こってきます。

(1)　生化学的悪影響

胃腸内で異常発酵が起こり、軟便・下痢・便秘になり、便の悪臭が強くなって腸内で毒素が発生します。肝臓障害、アレルギー疾患、各種ガン、老化などの原因となるものです。そのため、身体のすみずみにわたって障害が起こります。毒素については、前出の「悪影響がもたらす病気とは」で詳しくお話しています。

(2)　力学的不安定

内臓の動きが悪くなり、上腹部が固くなります。そのため身体の重心が上がり、不安定になっていきますから、身体は無意識に重心を下げようとして身体のズレを起こします。外反拇趾、変形性膝関節炎、股関節炎、腰椎ヘルニア、頸椎症などの原因となります。

(3)　循環不全

内臓の弱りから、血液と体液の循環不全を引き起こします。高血圧、脳卒中、狭心症などの原因となります。

(4)　自律神経の不安定

内臓をコントロールしている自律神経が不安定になります。心身症、神経症、統合失調症の原因となります。

(5) 呼吸不全

内臓部分での循環が悪くなるため、上腹部が固くなって横隔膜の動きが悪くなり、その結果呼吸が浅くなります。ぜんそく、睡眠時無呼吸障害、呼吸器疾患の原因となります。

(6) 免疫力の低下

腸の負担が大きくなるため腸管免疫力が低下し、かぜなどの感染症にかかりやすくなったり、自己免疫疾患の原因となります。

(7) 皮膚表面の異常

(1)～(6)までの機能低下により、①皮膚炎、アトピー性疾患、②皮膚筋の緊張、③むくみ、赤ら顔、吹出物、ひび割れ、かさつきなど、④冷えのぼせ、⑤青白い皮膚、以上のような症状が、適度な緊張とつやのない状態として皮膚表面に出てきます。

このような状態が長年積み重なることによって、ほとんどの病気が起こっています。従って内臓の活性化をはかり、よく噛んで消化管の動きを良くすることが病気を治す、あるいは健康な身体を保つことの対処の方法となってきます。

りんごが落ちる

十七世紀のむかし、イギリスの一人の少年がある事柄に「着目」しました。少年の家の庭にりんごの木がありました。ある日、少年の目の前でりんごが落ちたのです。少年がりんごの落ちるのを見るまえに、世界中で何百万、何千万、何億のひとが、りんごの木からりんごの実の落ちるのを見たことでしょう。いや、りんごだけではなく、そもそも、ものがおちるという現象は、無数のひとが目撃してます。ありふれた現象です。しかしその少年は、落ちるという現象にふと心がひかれました。なぜ落ちるのだろうか。落ちるということは動くことだ。動くからには力が働いているはずだ。その力はなにか。

一人の無名の少年が、ものが落ちるときにはたらいている力に注目して、地球の中心にむかって物体を引っぱる力があること、そこから後に物理学でいう〈重力の法則〉、すなわち万有引力の法則を導き出していったことは、大変に興味深いことです。法則というものは、それが働く以前から、あらゆる時代に、すべてのものにたいしてはたらいています。

あらゆる時代に、あらゆる場所で生ずること。それは普遍的（general）なものです。ところが法則の発見は、ある時、ある場所で起こった個別（particular）のことがらへの着目からはじまります。病気を考えるのに、原初の生命体にまず腸管ができることから考えてみる。原始的な動物から人間にいたるまで、内臓のなかでも消化管が基本になって、そこから、からだ全体に統一的な生命が営まれていることに「着目」しているのが、たまごビルの〈たまご理論〉ではないかと思います。内臓の調整をすれば、生命の営みはスムーズになり、身体の苦痛や故障もほどけてくる――動物の消化管から動物体の生命の動きをみる見方は、まだ個別の「着目」のようですが、これから「普遍」的なものになると思います。

第四章　現代西洋医学の限界と〈たまご療法〉

1　西洋医学と東洋医学の違い

現代西洋医学は医療の主流を成すまでに発達しましたが、まだまだ完全ではありません。そこで東洋医学の長所も取り入れて改良し、より良いものを作っていくことが求められるようになってきました。そのために総合的な医療を作るというのが私の考えで、〈たまご理論〉はこの考えに基づいてできたものです。

第四章では現代西洋医学の盲点を詳しく見ていきますが、ここで東洋医学との比較において長所・短所を明らかにしていきたいと思います。

西洋医学の良い点は、腸チフスなど細菌性の病気に強くなったことがあげられます。抗生物質を使いすぎて効かなくなるということも起きていますが、おおむね良い効果をあげています。また救急医療にしても、たとえば脳内出血に対してすぐに手術ができて一命をとりとめた人がたくさんおられます。

検査では人間の身体の中が細部にわたり見られるようになりました。一方で、たびたび胃を例にとってお話していますが、ガンやポリープや潰瘍は胃カメラで分かりますが内臓のはたらき具合、すなわち機能的なことは分かりません。それは、患者さんが不調を訴えていてもです。突発性難聴で耳が聞こえなくなった人の場合も同じで、できものやキズがなく器質的な変化がなかったら原因は分からないということになってしまいます。

器質と機能の関係についてはすでにくわしくお話しましたが、現代西洋医学が内臓の機能的な動きをまったくとらえていないためにいろんな誤りを犯しています。中でも慢性疾患についてはお手上げの状態です。予防も治療もできていません。高血圧、リューマチ、あるいは神経症、ノイローゼ、これらの発生がどこからきてどのような経過で悪くなっていくのかも分かっていません。しかし、すべては消化管の運動機能低下が招いていることを私ははっきりと確信し、内臓調整によって確実な治療効果を出しています。

私は、精神病院に入っている人に対してはできるだけ早く退院しなさいと言っております。患者さんは薬漬けになっていて、薬で感情をおさえつけられているからです。一様に無表情で、能面のような顔になっています。やかましいから静かにさせる、眠れないから眠れるようにする、不安があるから不安をなくす、こういう発想ですからおおよそ人間らしい生活とは言えません。

次に西洋医学と東洋医学の決定的な違いについて触れておきたいと思います。西洋医学では一個の人間として全体を見ていませんが、東洋医学では人間全体を見ている点に違いがあります。東洋医学では機能的な面について考えていますが、悪い点は西洋医学のように解剖をしていませんから、小腸、脾臓、肝臓などを指して「五臓六腑」という言い方をしますが、これらは実際の臓器を指しているわけではありません。動きや機能の面だけをとらえて見ていますから、分かりやすく言えば、実際の小腸がどう働いてどう人間の体と心に作用しているかわかっていません。

ですから不確かな所があり、そこにつけ入って商売をする人も出てきますから、私たちは確かな根拠に基づいた正しい目で選択しなくてはいけません。あやふやさが神秘的に見えて、西洋医学で治らなかったから東洋医学にひかれていくという人も多く出てきています。

ここで、西洋医学と東洋医学の長所・短所について簡単にまとめてみましょう。

●西洋医学の長所

・感染症の病気の予防や治療ができる。
・救急医療など、外科的病気に対処できるようになってきた。

・検査が充実し、器質的な疾患に強い。

●西洋医学の短所

・医学を科学としてとらえ、さらに循環系、消化器系、皮膚科系など細分化されているため人間を全体として見ず、部分的に見ている。このため出てきた病気の症状をおさえる対症療法になりがちである。
・検査に出ない機能的疾患を見ることができない。このため生活習慣病や慢性の疾患には無力で、治らない場合が多い。
・伝染性疾患以外の病気は予防ができにくい。
・薬の副作用、医療ミスが起きる。

●東洋医学の長所

・人間全体を見て治療しようとする。
・自然治癒力を高める。
・内臓の機能をとらえようとしている。

●東洋医学の短所

・解剖をしていないので実際の臓器でない器官を考えの基本に置いている。このため不確かな所がある。
以上のような特徴を認識していただきたいと思います。

2　西洋医学と東洋医学を統合する

現代社会がそうであるように医療も閉塞状態の中にあります。心ある医師は皆さん何とかしなければと思い悩んでおられます。

医師はおおむね特に五〇歳前後になって客観的に医療をみれる状態になると、良くならない病気のあまりの多さ、あいまいな医療根拠、付焼刃の治療に終始している医療に、何とかしなければと思い至ります。これは人間として当然のことであると思います。

そういう意味で医の閉塞状態を打破しようと西洋医学、東洋医学等を併せ活用することや、より統合的な医療の必要性が言われて久しいですが、この二つの医学の方法は一向に議論がかみあいません。何故なのでしょうか。

私が考えるに二つの医学の共通の舞台・土俵での議論ができていないからです。それでは何が共通なのでしょうか。

〈人体〉が共通です。

〈人体〉とは｛器質性／機能性｝の二面性があります。

デカルト以後の現代西洋医学は解剖やレントゲン内視鏡などを通して人体の器質性の変化に強くなってきましたが、機能性の変化をとらえることには弱いのです。

東洋医学は人体の器質性の変化の把握に弱いのですが、機能性の変化（たとえば経絡とか気）には強い面があります。しかしこの機能は必ずしも十分にはきわめられていません。

西洋医学と東洋医学の両者に欠けているのは、実際ある臓器の機能性を正確に把握することです。人体に実在する臓器の機能とその程度が体と心に及ぼす影響を双方の医学の共通の舞台、土俵にすることによりお互いを益する議論が可能となるのです。

先に述べた原腸の意味づけからもわかるとおり、消化管の運動機能が人の心と体に及ぼす影響を現代西洋医学と東洋医学の双方向から〈たまご理論〉を軸として研究することにより統合医学がはじめて成り立ち、今の医療の閉塞状態を打破することができるのです。

3　医療事故から自分を守る

医療ミスを主とする医療全般の事故は、死、介護、あるいは苦しみというかたちで自分自身にふりかかってくる深刻な問題となっています。しかし、医師をはじめ医療に従事する人たちは、「医療事故はなくならない」と断言しています。私たちの目の前で日夜繰り返される交通事故が防げないのと同様、医療事故もまた防ぐことはできないのでしょうか。

私はその原因が、①医療は完全無欠ではなく不確かなものである。②その不確かな医療をミスを犯す可能性のある人間が行う、この二点にあると考えます。事故を防ぐ最大の努力は必要ですが、どんなに経験豊富な名医であったとしても、人間のすることにミスはつきものです。

交通事故の場合、事故防止のキャンペーンや、飲酒運転による重い罰金などの法的な整備、安全のための車の改善など膨大な人とお金を費やしていますが、それでも年間一万人以上の人が亡くなり、その何十倍もの人が後遺症で苦しんでいます。医療事故は明らかにされていないケースも多々あるようですが、交通事故にあうのと似たような所があります。

では、医療事故に遭遇しないために私たちはどのような対策をとればいいのでしょうか。どうしたら事故を防ぐことができるのでしょうか。交通事故の場合、車に乗らなかったら起こっていなかったのにということがあります。医療で言えば病気にさえならなかったら、病院に行かなかったらということになっていきます。

医師が自嘲ぎみに「私は医療にかからない」と言ったのは、こういう意味です。しかしこのようなマイナス面を見るだけでなく、前向きに医療にかからないような予防法を率先して行うべきであると思います。そのためには日常の生活自体が非常に大切になってきます。生活そのものをないがしろにして病気になり、医療がその尻ぬぐいをするという関係から安全を望むことは不可能です。

私は日常の治療の中で、このことは口を酸っぱくして言っております。川上の汚れをきれいにせず、どうして川下の病気を治すことができるでしょうか。日常生活をただしていくことで、必要最小限の医療にとどめることが医療にかからない近道で、事故に巻き込まれないための最良の方法です。

予防医療の大切さ

まず、病気の予防ということを第一に考え、自分自身の身体と生活を整えましょう。これが〈たまご療法〉の基本で、毎日楽しく人生を過ごすことに通じます。生命科学の発生学にある原腸陥入を応用した〈たまご理論〉により消化管の運動機能を活性化し、自然治癒力をたかめることによって私たちは健康を取り戻すことができます。現代西洋医学においてこの考え方が欠落しているということは随所でお話ししていますから、私の治療を受けていない方の中にもご理解いただけると思います。

内臓の中でも特に横隔膜から下の消化管の運動機能が、もちろん唇、歯、消化管そのものを含めて消化・吸収するだけの働きではなく、循環器、姿勢のコントロール、自律神経に対する非常に大きな要因となっています。私の治療を受けておられる方はご承知ですが、消化管の活性化により「特定疾患」といわれる難病が回復したり、手術が必要だと言われていた膝の関節が手術をせずとも楽になって日常生活に支障がなくなったりということを日々体験しています。

自分の病気の大半は自分の責任です。私は消化管の活性化のための内臓調整という方法を世の中に広め、予防ということに重点を置いた医療を目指しています。予防の大切さを言われながら広まらなかったのは、その道すじと具体論がなかったからです。

しかし一方には、すでに医療が必要となった方がおられます。そんな方たちのために医療事故防止の第一人者である医真会八尾総合病院の森功先生からのアドバイスをお伝えいたします。森先生は二〇〇二年七月に私共で「医療にかかる時の心得患者学」と題して講演をしていただきました。医療事故調査会（医真会八尾総合病院内）の代表世話人をしておられます。

●良い医師とは

・話をよく聞き、診察し、診断から治療方針を詳しくわかりやすく話す。手帳に書く医師。
・他の医師の意見を聞く——紹介する。
・薬の種類が最小限・注射は理由を説明する。

・看護師などとよく話し合い、考え方を伝える。
・患者は予約制で診る。
・間違ったら謝罪する。
・いつでも連絡がとれる。

●医療事故から身を守るためには

・自分の病気は自分で理解する（診療手帳、自己管理カルテを作成する）。
・専門医かどうか確かめる。
・事故管理をしているか確かめる。
・救急体制が整っているか確かめる。
・手術はじゅうぶん納得してから決める。
・お任せにしない。

森先生は医療者側の立場から、このように考えておられます。また「医療に絶対はない」「信じる前に納得を」「最後に身を守るのはあなた自身」とも言われ、「賢い患者になって長生きしよう」と患者側の立場に立って分かりやすくお話してくださいました。

森先生からのアドバイスに加えて、私は患者さんに、次のような提案をさせていただいております。

私たちが認識しておかなければいけないことの一つは、医療自体が不確かな面を持っているということです。人間には流動性や個人差があり、宇宙に匹敵するほどの微妙なバランスでなりたっています。もう一つは、医療を行う人間も受ける人間も、同じくミスをする動物であるということです。この現実を踏まえた上で、次のことを実行できるよう指導させていただいています。

一、医療情報を吟味する。
　・データと確率の確認
　・採用する場合、予測できる今後について
　・第二、第三のオピニオンは必要ないか
二、医療以外に他の方法はないか情報を収集する。
三、何もしないのも選択のひとつである。
四、〈たまご理論〉にもとづく健康体の三原則を感じ取る。
五、人は楽しく生きるべき存在であり、地球上でただ一人、「オンリー・ワン」の自分を大切にする。

4　呼吸のしくみと気管支ぜんそく

アトピー性皮膚炎、鼻炎、花粉症などアレルギー性の疾患にはいろんな症状があり、多くの人が長年治らずに悩まされ続けています。生命の危機に及ぶ気管支ぜんそくも、アレルギーが原因の一つとされていますが、現代西洋医学では今でもアレルギー疾患の本態は、はっきりとは解明されていません。もちろん遺伝的な要素ともかかわっています。

日本では全人口の約五％がぜんそくになり、そのうち約六千人くらいの人が毎年、発作による呼吸困難で亡くなっておられます。大気汚染や食品添加物、薬、その他いろんな要因によって今後もアレルギー疾患が増えていきますから、ぜんそくの人もどんどん増えていくことが予想されます。

呼吸が行われるのは、口や鼻から入った空気が、気管、気管支を通って肺へ送られていく、簡単に言いますとこの空気の出し入れによるものですが、気管支ぜんそくはこの部分の疾患です。何らかの原因で気管が収縮し、過剰な粘液が分泌されることによって腫れていきます。それによって気管が細く狭くなって激しく咳込み、次第に呼吸困難に陥り、息ができなくなっていきます。この症状が進行した時、ぜんそく死が起こります。

西洋医学での治療は、気管や気管支の筋肉が収縮してふさがっているので、ステロイドなどの薬を使ってこの部分を拡張しようとするものです。飲み薬、点滴のほか、口から患部に吹きつけるスプレー式のものがあります。死亡の確率は、薬を使用することで減っていますが、このような気管や気管の筋肉のふさがりという部分的なとらえ方、発想が今の西洋医学でなされています。

一方、〈たまご療法〉では、この西洋医学の成果をふまえた上で、人間の身体全体を見据えて根本から治療していくものです。それには横隔膜の働きとおおいに関係がありますが、ぜんそくに限らず、あらゆる病気に共通しています。

横隔膜は心臓や肺の下にあって、呼吸筋の一つで落下傘のような形をしています。呼吸をうながす上で一番大きな筋肉であり、空気の出し入れはこの横隔膜を中心にして行われ

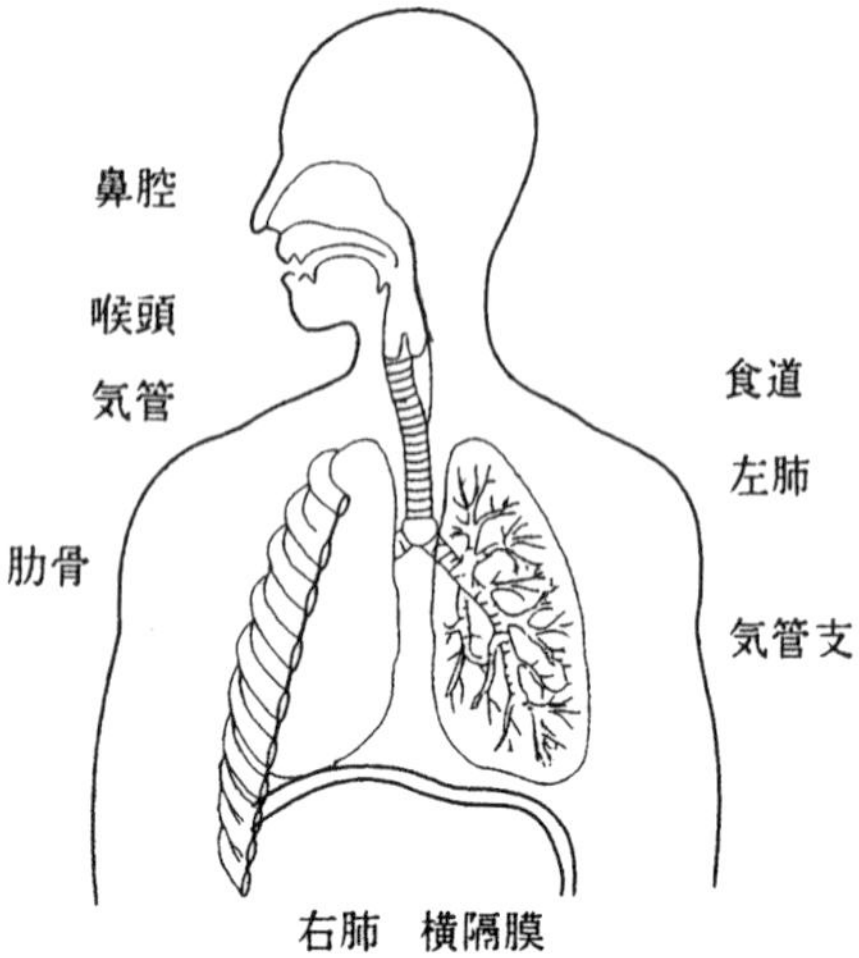

横隔膜の動き

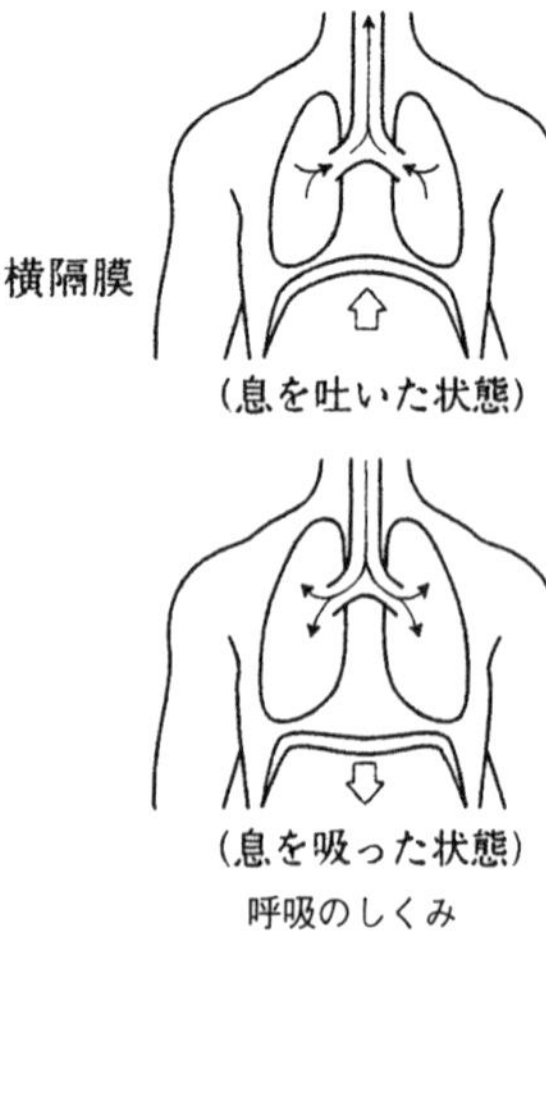

呼吸のしくみ

ています。横隔膜は緊張して収縮すると下がり、その上の肺も下がって陰圧になり、空気が肺に入ります。次に弛緩して横隔膜が上がっていき、肺が収縮して空気が出ていきます。

たとえば便秘をすると内臓の動きが悪くなりますが、そうすると横隔膜の動きが鈍くなって肺の動きも悪くなっていきます。そのため呼吸が浅くなり、気管支ぜんそくや肺炎など、呼吸器の病気にかかりやすくなります。肝臓、胃や腸は横隔膜から下にありますから、肺の動きと消化管の動きが横隔膜の存在を通して深くかかわっていることがここで分かります。

それでは横隔膜が自然となめらかに動くにはどうしたらいいのか、ということが次に問題となってきますが、西洋医学ではこの観点からとらえずに、悪くなった気管支といった部分だけを治すというやり方ですから、根本的な治療法にはなっていません。ぜんそくを起こさないためにはどうしたらよいのかという発想が、今の医療ではなされていないと言ってもいいと思います。

それには内臓を活性化することで横隔膜下の血液循環をよくし、横隔膜が下がりやすい柔らかい状態をつくって、自然な呼吸ができるようにすることが必要です。そしてさらに腸管の免疫力を高めることによって、根本からの治療が可能になってきます。〈たまご療法〉ではこれを実践し、薬を飲まないで、アレルギー性鼻炎やぜんそくの発作を克服していった人がたくさんおられます。第八章で実際に体験された方を紹介しています。

さらに発想を転換させたら、内臓を活性化し、横隔膜の動きを良くしていけば、しんどい思いをしないように、あるいは病気をしないように、という予防につながっていきます。病気の予防と治療、健康の増進がこの原理で一本につながって、難病と未病を癒すことができるのです。

5　薬を飲むという危険

人の体は生命発生以来三八億年進化してきた結果です。

地球の変動と過酷な環境に適応してきた体です。豊かなすばらしい適応力をもっています。インフルエンザウィルスによりカゼをひくと熱を出し、ウィルスと戦いやすい体内環境をつくり、気道のヨゴレがあればセキをし、それを排出し呼吸を確保します。不要なものを食べれば下痢をし、毒を外に出し等々絶えず個体を維持するために適応して正常にもどそうとする非常にすぐれた能力があります。医療は本来この力を最大限に引き出すのが本命です。この能力のジャマをしてはいけません。

しかし現代の日本の医療はこのすばらしい力を阻害することが多くなっています。不要な薬を出しすぎて治す力を弱らして色々な薬害を引き起こしているのが現実です。私が患者さんとお話をする時に、よくダジャレを言います。「クスリをひっくり返すとリスクになりますよ」と言うと皆さん笑っておられますが、薬というのは本当に恐《こわ》いものです。必ず副作用がありますし、毒にもなります。飲まないに越したことはありませんが、どうしても必要な時には危険性を知った上で飲まなければなりません。その危険性を岩波講座現代医学の基礎『薬物動態と薬効』から引用しますと、アメリカでは年間三〇億の処方でその薬の副作用で二〇〇万人が入院し、一〇万人が死亡しています。またそれは死亡原因の第四位であると記載されています。何たる矛盾でしょうか。

私たちが家庭の常備薬として、日頃から何気なく飲んでいる薬にも当然のことながら副作用があります。たとえば消化剤ですが、だれでも飲んだ覚えがあると思います。簡単な薬のように思いますが、いま言われている副作用は骨粗鬆症の原因の一つになっているということです。薬の成分など専門的なことはここでは省略しますが、考えもしなかったことが起こってきます。便秘薬は血管を弱らせ動脈硬化を、胃腸薬は認知症を招く原因になっていると発表されています。

また、かぜ薬の副作用で脳内出血や失明、皮膚炎などを起こすことがあるため、二〇〇一年にアメリカで製造中止になったものもありました。せきや鼻水を止める薬は、部分的に血液の循環をよくして症状を弱める作用がありますが、これが血管を拡張して脳内出血を起こします。ですから日常的なごくありふれた薬にも、大きな病気を招く副作用があるということを知っておかなくてはなりません。

ある時、あなたがかぜをひいて体調をくずしたとしましょう。こんな時は慌てなくてもいいのに、たいていの人はすぐにかぜ薬を飲んでしまいます。薬は口から胃や腸に入って、たちまち消化管の動きを弱らせます。さらに、薬の毒を肝臓や腎臓で解毒するため負担がかかり、胃や腸の細胞粘膜もやられてしまいます。このようにして、お腹が弱ることによって身体の重心が不安定になり、姿勢が悪くなって腰や膝が曲がります。股関節にも余分な力がかかります、また血液の循環も悪化していきます。

ということは、安易に薬を飲むということが決して正しい判断ではないということになります。この流れを知識や経験としてぜひ自覚していただきたいと思います。

このような例もありました。ある老人専門の病院で、入院患者が集団でかぜをひきました。医師も看護婦さんも精一杯治療にあたり、薬や点滴を投与しました。ところが、それにもかかわらず多数の死者が出てしまった、というのも先ほどと同じところに原因があります。

基本的に内臓全体の機能が弱っている老人に負担のかかる薬を処方すること自体まちがっています。悪くなることはあっても良くなることはほとんどありません。

薬を減らす、薬をやめる

このようなことが起きないために、私たちはどうすればいいのでしょうか。答えはただ一つ、薬を飲まなければいいのです。このような基本的な原則が出てきますが、もちろん薬が必要な病気もたくさんあります。

アメリカの医学書『ドクターズルール425―医師の心得集―』（福井次矢訳　南江堂）に、次のようなことが書かれてありました。一つの薬を飲むとします。すると、

「あらゆる薬について絶対に出ない症状はない」

「すべての薬についてどのような症状でも起こり得る」

これは直訳ですが、先ほど言いましたように、私たちの身近にあるありふれた薬には必ず何らかの副作用が起こるということです。

薬の副作用はいま分かっていなくても、後に分かってくることがよくあります。世界保

健機構で認められている薬であるにもかかわらず起こっていることです。薬は約二年間動物実験をして、その後同じく約二年間の人体実験を経て認可されますが、だいたいその五年後に副作用が出ると言われています。一度認可された薬が製造中止になることがあるのは、このような理由からです。

簡単に薬を止められない病気の場合、〈たまご療法〉では内臓調整をしながら内臓の動きが良くなるにつれ、薬を少しずつ減らしていくようにすることができます。その場合、患者さん自身が薬を止めるという方向性を明確にし〈たまご理論〉を身につけることが必要となってきます。

脳卒中で私の所へ来られた患者さんの場合、何種類もの薬を飲んでおられましたが、内臓調整によって自分自身の身体を感じ取り、生活処方を身につけて血液循環がよくなるに応じて薬の服用を減らしていきました。その結果、三カ月目で血圧が安定して回復に向かわれました。また、心臓の薬を長年飲んでいて、それもだんだん強い薬へ移っていき、今後は入院しながらさらに強い薬を飲むしかないという状態で来られた方がありました。この患者さんの場合も、内臓調整によって心臓の動きがよくなり薬を飲む必要がなくなるまでに回復されています。

薬でむりやり変えた身体は本物ではありません。この他にも薬を減らすことに成功したり、まったく薬が必要でなくなったという方がたくさんおられます。さらに詳しいことは第八章で紹介していきます。

なお、正しい薬の情報については、医療に従事しておられる方は『正しい治療と薬の情報』（別府宏圀発行　医薬品・治療研究会）を、一般の方は『薬のチェックは命のチェック』（浜六郎発行　医薬ビジランスセンター）を参考にしてください。

6　何のために医療があるのか

「人間の幸せのために医療がある」、言い換えれば「医療は人間の幸せのためのものでなければならない」というのが〈たまご理論〉の大きな一つの柱となる考えです。では、私たちが病気になったら何が問題となってくるのでしょうか。そのことは医師と患者の関係に大きくかかわってくると思われます。私の所に来られているYさんご夫婦がこのことについて多くのことを教えてくださっています。

最初は奥さん（四十歳）が来られました。見させていただくと便通異常、パソコンによる目の使いすぎ、重度のストレスなどで、腸の運動機能不全による自己免疫性の疾患であることが分かりました。彼女は病院で重症筋無力症と診断され、まぶたが下がる、物が二重にぶれて見える、目が見えにくい、日常生活ができないという状態で、仕事にも支障をきたしていました。

しかし、眼科、脳外科、神経内科などであらゆる検査をしても原因はわからず、現代西洋医学では根本的な治療法がありませんでした。内臓調整を始めて約二カ月がたった頃、まぶたが上がり、物がぶれて見えるという症状が解消し、生活に支障がなくなるまでに好転していかれました。

そんな時です。「うちの主人も見てほしい」と言われるのでお話を伺うと、一年三カ月も会社を休んでおられるとのことです。よくよく聞いてみると腎臓ガンが肺へ転移して、肺ガンの症状に加え、抗がん剤とインターフェロン療法の副作用がきつくて寝たきりの状態だということでした。ご主人（四十五歳）を見させていただくと、肺ガンのため、せき、痰《たん》、呼吸困難の症状が激しく、熱は四〇度もありました。そこでさっそく内臓調整を始めました。

まず薬の副作用が軽減して、ご飯がおいしくいただけるようになりました。切って捨てたいと思うほどの脚のだるさもなくなっていき、精神的にも落ちついて不安感が消えていきました。三週間の治療で、一年三カ月休んでおられた職場に復帰されたことは私たちにとっても大きな喜びとなりました。

目ざましい回復でしたが、今後のことを考えると薬を止める必要があります。患者さんから主治医に「抗がん剤を止めてもらえないか」というお話をしていただきましたが、「止められない」という返事です。その報告を受けて一週間ほどしてから再びお願いをしましたが、主治医には聞き入れてもらえませんでした。やむを得ず、私と患者さんとの間で話し合い納得された上で、抗がん剤は強い副作用があるので使用を止めようと決心されました。その結果として経過は更に非常によくなっていきました。

ここで誤解のないように申しあげたいのは、薬が全部悪いということではありません。もちろん薬の長所はありますが、なぜ飲むのか、あるいはなぜ飲まないのかという問題にかかわってきます。副作用を知った上で選択することになりますが、飲む必要のある場合はもちろん薬の服用をお勧めします。

この患者さんについて次に問題はインターフェロンでした。これを注射すると、夜中に悪寒と高熱、身体のだるさで眠ることができません。この症状をきちんと主治医に報告してもらったところ、一週間に一度のインターフェロンが二週間に一度に減らすことができました。身体は〈たまご理論〉にもとづく〈内臓調整〉を続けて楽になっていましたから、今度は止めたらどうかとお話しましたら、止められないという主治医の返事があったそうです。

二週間後にもう一度、患者さんから主治医に申し入れると、泌尿器科の部長と相談するということで結果は「もう、あなたの好きなようにしてください」ということになりました。

これはどういうことかと言うと、前にも述べましたように「医学は科学である」というとらえ方をしていますけれども、分からない部分が多いということです。分からない部分を根拠にして薬の投与がなされる場合があります。ですから医師を問いつめても返事に困るわけです。医師自身が飲んだことのない薬が大半ですから、これからどうなっていくのか分からないわけで、これが一番恐《こわ》いことです。

肺ガンのご主人は、腎臓ガンの手術は成功して命が救われましたが、抗がん剤、インターフェロンの注射をしていても肺に転移しています。結果的にこれらを中止して、現在はＣＴスキャンによる経過の観察のみということになりました。しかし、医療にはいまだに分からない点が沢山あります。

医療というものは不完全であり不確かなものである、ということがご理解いただけましたでしょうか。そこで現代西洋医学の長所を取り入れ、あらゆる医療の連携と統合によって人を幸せにする医療が求められています。このご夫婦はよい例で、西洋医学の利点を取捨選択し、〈たまご療法〉との統合化によって救われた人たちです。

7　末期医療の現実

家族が倒れて意識不明になったら、私たちはまっ先に「１１９」で救急車を呼ぶことになります。生命の危機にかかわる場合は集中治療室に運ばれ、延命処置がとられます。医師自体が選択の幅、裁量ということについて大きな力を持っていますから、家族はその流れに身を置いてしまいます。

このような状況になったら、もう自分たちではコントロールできなくなっています。気が動転していますし不安ですから、どうしてよいか分からないというのが現実です。

私の患者さんですが、もう一〇年近く来られているおじいさんが、枯葉が落ちていくようにいろんな臓器が少しずつ病巣に犯されていきました。ある時から来院するのに息も絶え絶えで、二〇分で来られる所を途中四回も休んで二時間もかかったとおっしゃいます。私は、「もう来なくていいよ、往診してあげるから」と言いました。その方は、「先生、最期まで見届けて欲しい」と強く言われましたので、私は了解して何週間か往診をしました。私に最期を看取ってほしいというのは、お嫁さんにも言ってあるということでしたので、私は何回かお嫁さんとそのことについて話し合いをしました。

お嫁さんもそうして欲しいという気持ちになっておられましたから、あと残された時間が一日か二日という時に、何かあったらすぐに電話をするように伝えておいたところ、夜中の二時頃に呼び出しがありました。すぐに様子を見に行きましたが、息があるのかさえ怪しいといった状態で、家族は呆然として「119」をした後でした。

最期を看取って欲しいという本人の意志に反して、病院の集中治療室へ入られました。そこでどういうことが起こったかというと、強い電気ショックを与えて止まっている心臓を復活させ、ある程度戻ったら鼻から口から管を通されて見ていられません。そのうちに顔も身体もまっ黒になってきて、医師から家族は外に出ているように言われました。

再び戻った時には、もう手も足も冷たくなって亡くなっておられました。むごたらしい、無念の思いで一杯でした。後日、このご家族は挨拶に来られ、激しく泣いておられました。

「先生から言われ、本人も希望していたのに、えらいすまんことをしてしまいました。本人からあれだけ言われて家族もそうしようと思っていたのに、情けないことで……」

と、自宅で看取ってあげられなかったことを悔いて悩んでおられました。

こういうことがあって、また私自身の体験も通して、患者さんはもちろんのこと家族のどうしていいか分からないという不安をまず取り除かなければ、自宅で看取ることは無理であるということを強く感じました。

もう三五年も前のことになりますが、私の父親が腎不全で亡くなりました。その前に高血圧になって脳卒中で倒れていますが、意識がなくなって病院では延命ということが第一に行われました。

その頃の私にはまだ医療の知識はありませんでしたし、どうしたらいいのかということが分かりませんでした。臨終に立ち合った経験もありません。

父は意識不明のまま呼吸困難に陥りました。すると医師は、楽に呼吸ができるように痰《たん》を取ろうとするわけです。ゴムの管を口からのどへ入れて痰を吸い出します。もっと悪くなると気管支切開をして、太い鉄の管を入れました。

意識はありませんが、それでも父には痛いという感覚はあるわけです。顔を歪めて、痛みをやわらげようとして手で何かをつかむというようにもがいて、何とむごいことかと思いました。それでも処置を止めるということは死を意味することですから、私自身がそれを決定することはできませんでした。

その四、五日後に亡くなりましたが、あとは非常に悲しいという思いがありますけれども、それより無念というか悔しいというか、そんな思いに襲われていました。それ以来、このような医療の一方的な現実を何とかしたいなあという思いがずっとあり、今日のような私の進路がありました。

この出来事は近代西洋医学の「人を見ていない」一面であると思います。人間としての最期に、延命のためにつらい思いをするのは真っ平ですが、しかし、だれがそこで線引きをするのかという問題です。そのためには西洋医学的な知識があり、しかも人間性も豊かで、なおかつ状況判断ができなければなりません。

最期の延命処置を「ここで止めてください」とは、実の子供であってもなかなか言えませんから、いろんな人のアドバイスがあって初めてできることかも知れません。延命はいやだ、自然に自宅で死を迎えたいという思いは、家族にはっきりと伝えておく必要がありますし、家族はその思いを適《かな》えるために、いつでも往診してもらえるよう医師に協力を求めるなど十分な準備と心構えが必要です。私どもも及ばずながら力になっていきたいと思っております。

宇宙卵

　ＪＲ天王寺駅から大和路線の淡緑色の列車に乗って十分ほどであろうか、ＪＲ八尾駅に着く。駅の西にある踏切を渡り、線路沿いに右手の歩道をたどると、ほどなく歩道は心地よいプロムナードに変わる。

　見れば前方に四角い七階建ての建物がすっくと立っていて、しかもその四階部分には大きな白い楕円球が収まっている。ああ、これがたまごビルか、とすぐに納得がゆく。かたわらを走るＪＲ大和路線の列車の窓外を眺める子供の目には、この白い大きな卵は、鮮やかな印象を残すに違いない。

　卵はそれ自体で生命のかたまりではないか。「宇宙卵」という言葉がある。卵というものは、そこに宇宙世界の一切が凝縮して内臓されているという意味か、あるいはこの広い大宇宙が、小さな、しかし完璧な形態をもつこのコンパクトな白い卵形に収斂すると意識されるからか。ルネッサンス時代のイタリア絵画に、ひとつの小さい卵が宙吊りされて描かれているのがある。まことに象徴的な絵である。

　たまごビルの白い大きな楕円球も象徴性に富んでいる。しかし、大きな建物の四階部分に抱かれたこの大きな卵は、十分に可愛いいもので、母鳥の体に暖められて、やがては孵化するのではないかという気もする。すると、セサミ・ストリートのビッグバードみたいな大きな鳥がこの河内の八尾に出現するのではないかという予感もしてくる。童話的な風景である。

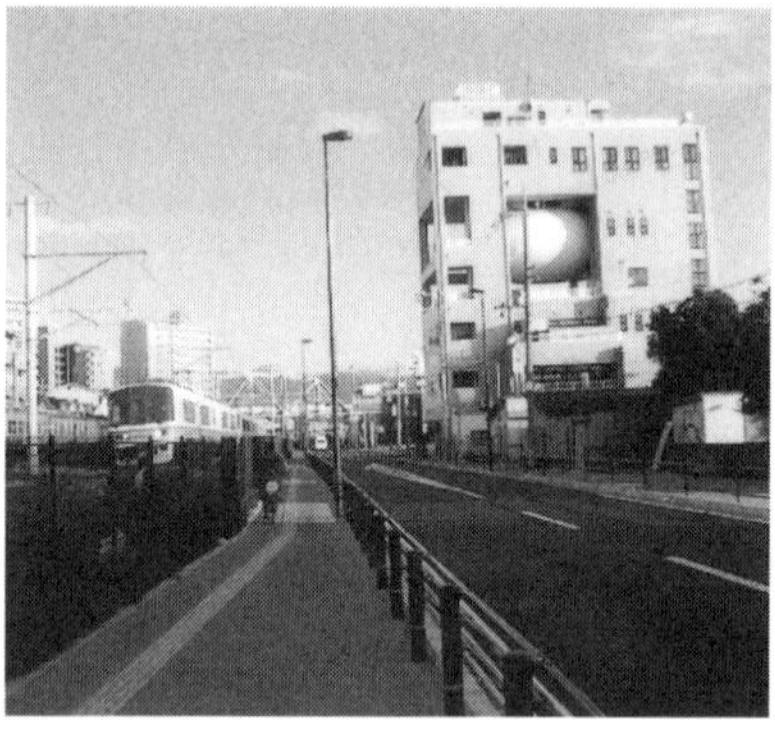

第五章

〈たまご理論〉に基づく〈内臓調整〉と日常生活処方

1　内臓の動きが健康の要

現代西洋医学の分野において臓器移植や遺伝子治療が注目される昨今ですが、人間本来の身体のしくみまで変えていくものではありません。約四〇億年の歳月をかけて今の人類ができていると言われていますが、今後もいくら医学や科学が発達しようとも、人間の身体の基本的な構造と機能が変わることはありません。

地球上の生物には多様性がありますが、その約六〇％を占める昆虫を見ても、いろんな種類がありながら、頭・胸・腹・触覚・六本の足を持っています。この特徴は、昆虫がどれほど進化してもくずれることはありません。

では人間の身体はというと、頭、胸、腹、手足、大きく分けてこの四つからできています。体液・血液の循環を考えたとき、心臓がこれを支配していると思う方がたくさんおられますが、心臓はポンプの働きをしていて、出す力はありますが吸う力はありません。内臓へ四割、脳へ三割、それ以外へ三割、このような割合で血液が流れています。

フラフープの原理

〈たまご理論〉では、体液の循環は機能的には次の図のとおりフラフープの中を流れているようなものです。たとえば手足の筋肉が固くなり血行が悪くなると、ここで関所を作っているようなもので、次の頭・胸・腹への循環も悪くなります。私はこれをフラフープ説と名づけ、人体の体液の流れを機能的に説明するとき、患者さんに分かってもらいやすいようにお話しています。

従って内臓の動きが悪くなると、心臓は血液を吸う力を持っていませんから全身の循環が悪くなります。そうすると血液が不足して、そのために身体は自然に血圧を上げて高血圧の状態になっていきますが、ここでむりやり薬によって血圧を下げると必ず支障をきたします。これは第六章の中の「高血圧をコントロールできる身体づくり」で詳しく説明しています。

では、どうすれば心臓へ血液を送ることができるのかという問題ですが、これはお腹、いわゆる消化管の動きを良くし

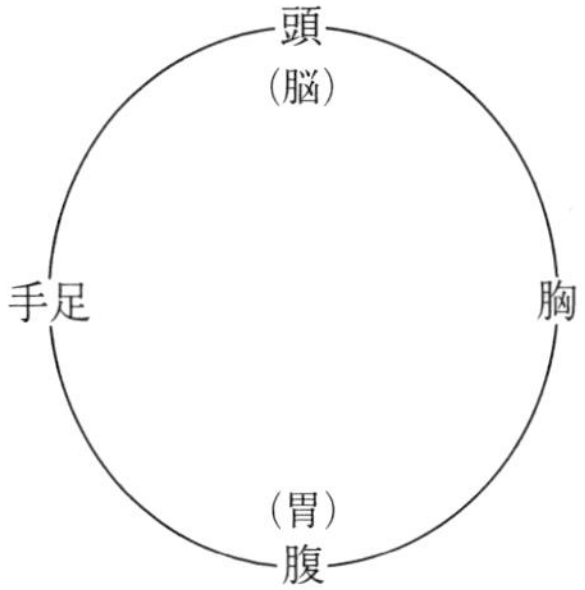

体液循環のフラフープ説

てやり、手足の緊張を取ってから足から心臓へ血液を流すことによって、心臓はベルトコンベアーのように流れるしくみをとり戻すことができます。血液が流れていない時に心臓ががんばろうとするから弱っていくことになります。

心臓疾患の人には、必ず横隔膜下の内臓の弱りが見られます。そのような人は実は一〇年も二〇年も前から段々と弱ってきていますが、現代西洋医学ではこの部分の観察が欠落していて、見ようとしていませんし検査にも出ませんから、心臓疾患という病名がついてから薬や手術という治療法が主流になってしまいます。しかもここまでくれば病気は容易には治りません。

よくふくらはぎにけいれんを起こす人がありますが、この場合も血液の流れが悪くなっています。内臓、特にお腹の動きを良くし、血液の循環を良くしてやると、足の筋肉やお腹が柔らかくなっているのが分かります。そうすると脳循環も良くなって心臓も助かり、血圧が下がっていきます。薬一辺倒でないことを、ここでよく理解してください。また、うっ血している部分の流れをよくしてやると、全身の循環がよくなることを覚えておいてください。

内臓の動きを良くすることは、薬を飲まず副作用もなく、最良の方法です。〈内臓調整〉

は私どもの仕事になりますけれども、常々指導しています日常生活処方も、すべてうっ血している状態から心臓へ血液を戻してやるための方法です。副作用なしに血圧を下げてくれます。長年抱えていたいろんな持病も、内臓調整によって良くなっていきます。

健康な状態の身体は、必ず上腹部に柔軟性があります。この状態に近づけるために、私は次のような提案をしています。
① 消化管の運動機能を良くする。
② 身体の筋肉組織の緊張を調整する。
③ 内臓、神経、筋肉等の炎症部位を修正する。
④ 手術、外傷のキズあと、癒着部分をできるだけ少なくする。
⑤ 身体全体の歪みをとる。
⑥ 人は恵まれた存在であることを認識する。
⑦ 自然・人・自己の心と身体に絶えず快楽の状態を作る。
以上の七つですが、七番目については次のように理解してください。この逆について言うなら、枕草子に出てくる「思わぬことをするは腹ふくるるわざなり」と同じ意味で、いやいやながらするとき、不快だと思ってするときは、上腹部が固くなっているということ

です。これは健康体ではありませんから、そのためにも生活を快楽にする必要があります。言い換えると、人間全体を見ましょうということです。今の西洋医学では血液検査のデータを見ていますが、データに全部出るわけではありません。人間を丸ごと見ない限り分からないことがたくさんあります。

機能的な弱りは血液検査にはでません。精神疾患の場合は一〇〇%でないのです。私の所では、患者さんに受診着を着ていただきます。手足は出したまま、お腹がすぐ出せるように上下とも短くしてあります。頭の先から足の先まで見て、患者さんの状態を把握します。そして副院長のカウンセリングもありますが、患者さんの悩みごとの相談に乗り、一緒に考えて具体的なアドバイスをしていきます。時には怒ることもありますが、笑いあり涙ありの心安らぐ共感のひとときです。

病気を治すだけでなく、身体も心も元気になって楽しい人生を送っていただけるよう、日々患者さんを診させていただいております。

2 〈たまご理論〉に基づく治療方針

〈たまご理論〉については、序章の「〈たまご理論〉と〈たまご療法〉について」でもお話しておりますが、「楽しい人生をおくるにはどうしたらよいか」、ここに治療方針の原点があります。真の感覚的な快楽を身につけ、自然・人・自己の心身、この三者との自己責任に基づいた共生を目指しています。第一章で、宇宙、地球、生命の誕生という流れの中で人間の存在について詳しく見てきましたから、お分かりいただけると思います。

患者さんとして来院された時は、まずそれまでに受診された病院での西洋医学的な診断・処方の確認をさせていただきます。病院で治療を受けていても良くならないということで、ご紹介を受けて来られる方がたくさんいらっしゃいます。ＣＴスキャン、ＭＲＩ等の検査結果や、今の科学技術でできうることをしていただいて、その結果をもとに、東洋

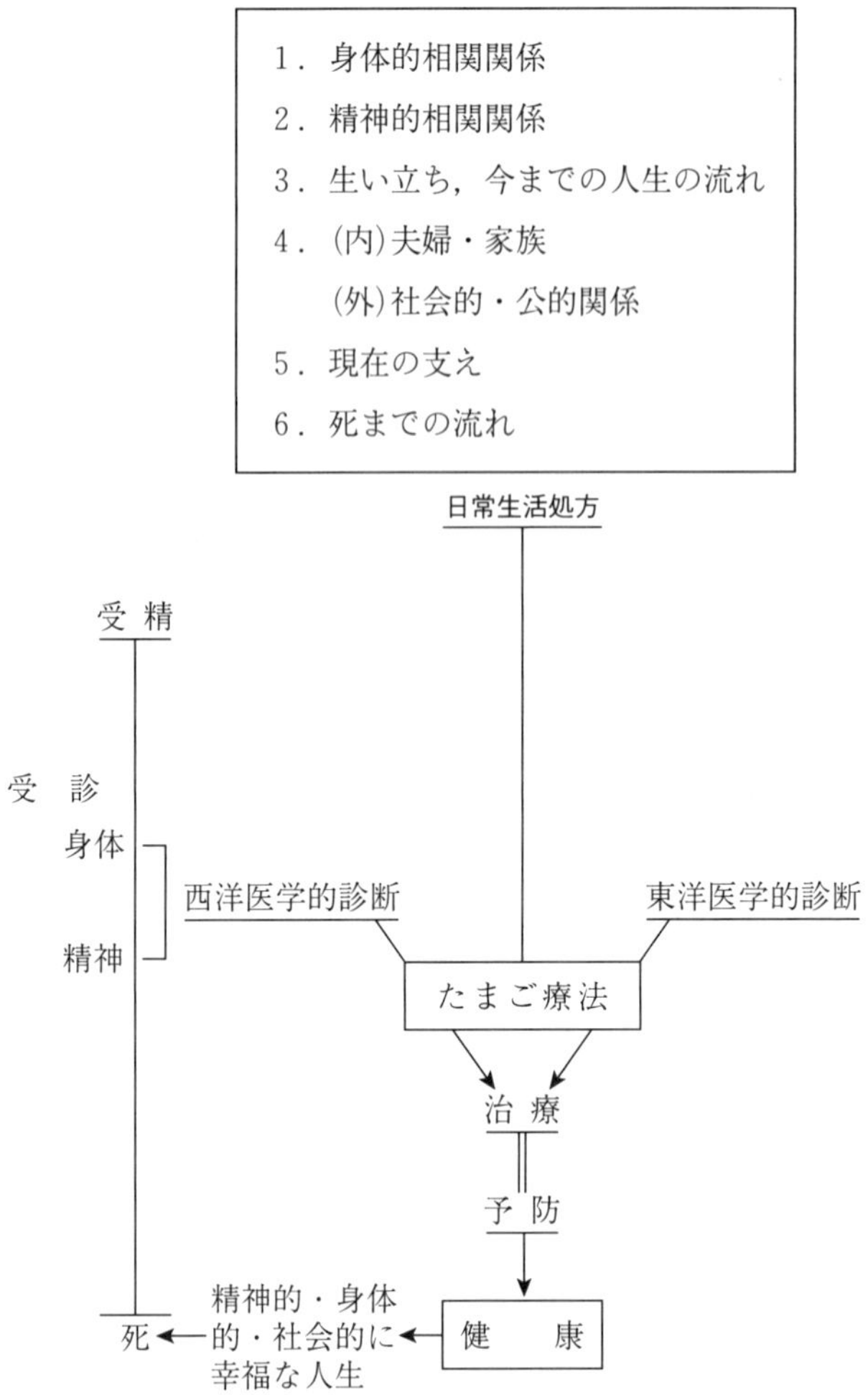
1．身体的相関関係
2．精神的相関関係
3．生い立ち，今までの人生の流れ
4．(内)夫婦・家族
(外)社会的・公的関係
5．現在の支え
6．死までの流れ
日常生活処方
受精
受診
身体
精神
西洋医学的診断
東洋医学的診断
たまご療法
治療
予防
健康
精神的・身体的・社会的に幸福な人生
死

楽しい人生を送るには

医学的な感覚的なものも含めた全体療法を行います。さらに、病気の原因となっている日常生活を見直し、はっきりとその原因を自覚していただきますが、原因をとらえずして病気の治療は意味をなしません。

西洋医学的診断に、東洋医学的な診断を加えて、なおかつ病気の原因を把握していくと、経過も結果も分かってきますから対処の方法が出てきます。そうすると病気は必ず治りますが、そこで大切なのが日常生活処方です。もちろん先天的な疾患や、エイズの問題等の例外はありますが。

この治療方針の一連の流れを図にしてありますのでごらんください。日常生活処方については、次で詳しくお話していきます。

さらに、治療と予防について次のように考えて実践しています。

「〈たまご理論〉に基づく治療と予防について」

細胞を活性化し、特に横隔膜から下の内臓の働き（動き）を良くすることにより病気を癒し、再発を予防する医学である。

ほとんどの病気の原因である内臓の働き（動き）の良し悪しは、

一、物の見方、考え方、行動の仕方↓心のあり方
二、体質
三、日常生活
によって決まる。
従って患者さんに対して、
① 一〜三について診断する。
② 内臓の機能を調整、活性化する。
③ 病気そのものを治療する。
以上のことによって、根本的に病気を癒す医学である。

人間の身体の中で、内臓臓器というのが最も大きな体積を占めており、その中でも横隔膜から下の臓器が大半を占めています。ここを調整することによって内臓の動きが活発になり、血液の循環を決定づけ、コントロールできていきます。患者さんが理解し、実行すれば血圧は必ず下がりますから、身体を良い方向へ導くことができます。

直接的な病気の原因は、不定愁訴も含めて内臓の動きの良し悪しにあります。病名がつ

かないしんどさとか、精神的な悩みとかは内臓の動きに表れますが、科学としての現代医学のデータには出ません。科学や社会文明、あるいはそれに含まれる現代西洋医学において、データに出ない所については客観的判断をしないということが、大きな病気の原因と結びついています。

それはルネッサンス以降、デカルト以来の科学万能主義が、このようなかたちで現代の文明の破たんと言いますか行き詰まりを招いてしまいました。これを何とかしようというのが〈たまご理論〉であり、医療面においては〈たまご療法〉ということです。

3 日常生活処方(1)——身体的相関関係

病気の原因についてお話してきましたが、ここでは日常生活とどのようなかかわりを持っているのかを見ていくことにします。特に身体的相関関係と病気の原因については深

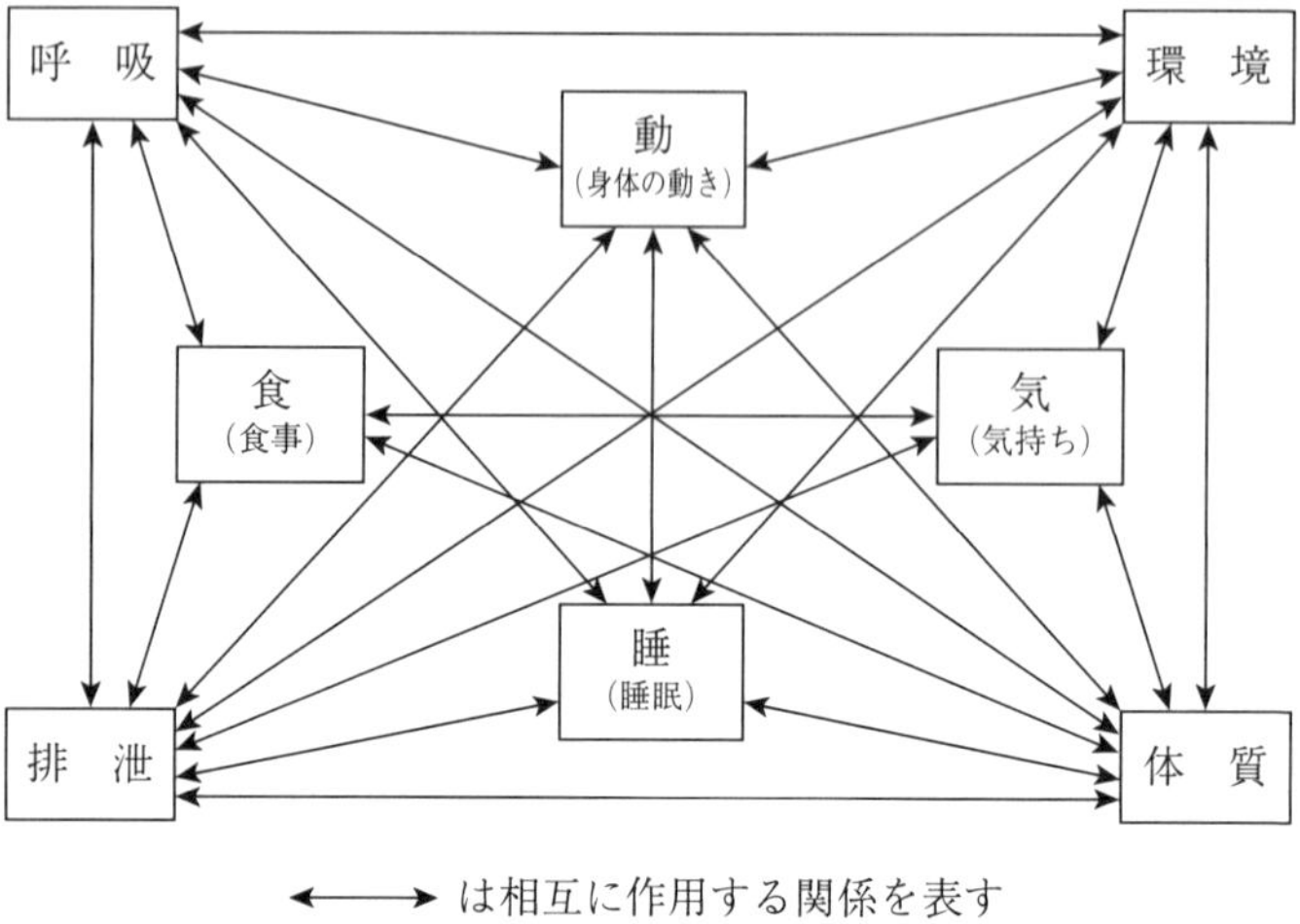

身体的相関関係

く結びついていますから、皆さんにとって思い当たる節があると思います。

例えば、意見のくい違いがあって、夫婦ゲンカをしたとします。夫は気分がイライラして、酒を浴びるほど飲んでしまいました。そうすると内臓は弱り、便は下痢となり、呼吸は浅く、動きは鈍く、気分はすぐれません。この時の身体的相関関係は、

気→食→排泄→呼吸→動→気

このような順に作用していきます。

一方、妻もやはり気分がイライラして、手当たり次第に食べまくり、食後もお茶を飲みながら袋入りのスナック菓子をたいらげてしまいました。すると胃がもたれて夜

は睡眠がとれず、朝起きると内臓の疲れのため手足や顔がむくんでいます。便秘になってお腹が張り、呼吸は浅く、のどが痛んだり、動きづらくなって気分が滅入りますから、夫の悪口を言ったり、子供に八つ当たりしたりします。この時の身体相関関係は、

気→食→睡→排泄→呼吸→動→気

このような順に作用していきます。

身体的な相関関係というのは、中心に身体の動き、食事、睡眠、気持ちの持ち方という要素があり、さらに環境の変化、持って生まれた体質が加わります。そして日々の生活の結果が、呼吸であったり排泄であったりします。ですから排泄を調べたら、病気であるかないかはだいたい分かります。また、呼吸を深くすることによって気持ちを落ちつかせることができるし、躍動させることもでき、これが快眠、快食、快便にもつながっていきます。

ここでも分かるように、日々の自分の生活の中に病気の原因があります。それをそのまま放置して大事に至らせた結果が、〈病気〉となって現れます。では、どうしたらいいのかと言うことですが、医師や私どもがその病気を治す方向性を導くことはできますが、病

気を治すのはやはり患者さん自身ですから、この基本を忘れないでください。

原因のない病気はありません。私どもでは徹底的にそれを説明していき、皆さんに理解していただきます。そして日々の生活の中で、食事療法や気持ちの持ち方、身体の動かし方、睡眠や環境などについて改め、実行していただき、その結果を自分自身で感じ取ってもらいます。相関関係がありますからやりやすい所から始めればいいことです。そうしたら生涯忘れることがありませんから、二度と同じ失敗をしないですみます。

これを繰り返していくと、治療しながら予防法が身についていきます。そうすると健康になります。健康になった人には、次に人生何が楽しみか、人のために何ができるのかということを問いかけ、実行していくようにしていただきます。これが私どもの治療の一番大きな流れです。

病気を治すことによって予防法を身につけて、健康になってください。それから一番の目的である人生を楽しんでいただきたいと思います。人生を楽しむというのは、人に喜んでもらって、それを自分が楽しめるということにもなり、やがて至上の幸福を感じるようになっていくことができていきます。

4　日常生活処方(2)──精神的相関関係

次に、精神的な相関関係と病気の原因について見ていきたいと思います。人間というのは他人と自分とを比較することによって、ねたみ、そねみ、嫉妬《しっと》、差別、ひがみ、ということが起こってきます。これらの精神的な要素は、病気の大きな原因の一つでもあります。

他者との比較のマイナス面を言いましたが、プラスの面もあります。気くばりのできる人や機転がきく人、あるいは優れた能力を持つ人と出会った時、「自分もあの人のようになりたい」と素直な気持ちで相手を認めることがあります。その反対に良くない人を見た時、「自分はああいうふうにはならないでおこう」といった気持ちになります。これらは、プラスの比較となっていきます。

自己をたかめようという意識を持って、自分自身の考え方を基準に置いていれば、人に流されることなく、自分らしく生きることができます。それには普遍的な考え方を持つことが必要ですが、「人間は楽しむために生まれてきた」という私の理念は、普遍的なものとして皆さんの考え方にも反映させていただきたいと思います。そうすると何か問題が生じた時、おのずと答えが出てきますし、いろんな場面に応用することもできるでしょう。

良くも悪くも、常に他人と比較する気持ちを持ってしまうのが人間ですが、なぜそのような気持のあり方から私たちはのがれられないでいるのでしょうか。それは、生いたちからくるものであったり、その人の体質であったりします。これらはすべて相関関係があります。

この結果が、夫婦や家族の関係であったり、社会的な仕事の関係であったり、公的な関係であったり、ここに大きく投影されていきます。例えば、親子関係で言うと、親の優越感や劣等感が子供に与える影響であったり、親が子供にとって良かれと思ってしたことでも、子供にとっては差別されたように感じたりというようなことがあります。

日常生活処方ということで先に紹介しましたが（一四八頁の図参照）、①身体的相関関係、②精神的相関関係、③生いたち、今までの人生の流れ、④夫婦・家族、社会的・公的関係、⑤現在の支え、⑥死までの流れ、という視点でとらえ、①から⑥までの大きな流れの中で具体的に解きほぐし、病気を根底から治していこうというのが〈たまご療法〉の基本的な考えであり、実践しているところです。

〈たまご療法〉の第一次の根源的な基準として、「快楽現象」を掲げ、これが人生幸福になる大きな柱であり、病気を治す中心であり、なおかつ未病を癒す根本であると考えています。この快楽現象を食事で見ていくと、次のような状態となり、大きな意味を持ってきます。

食事はおいしいと感じながら、味わってゆっくり食べていたら、適量でそれ以上食べ過ぎるということがなくなります。内臓に弱りのある人、精神的にストレスがたまっている人は、そのセーブがききません。それを内臓調整によってコントロールしていくと、食事はおいしく食べて適量でおはしが置けるように、セルフコントロールができています。

人間には、この調整能力があります。自然にコントロールできるようになり、これがまさしく快楽現象ではないでしょうか。自分がおいしいと感じる物をおいしいだけ食べて、おいしくなくなったらやめることができるわけです。食事を何カロリーにするとか、栄養素がどうかという基本的なある程度の知識は必要ですが、そのことはあまり問題にしなくても自然に満たされていきます。

小さい子供が思いっきり外で遊んで、夕方になって帰ってきた所を思い浮かべてください。そうすると夕食の時、ご飯を食べながら口にいっぱい食べ物を入れたまま眠ってしまうことがよくあります。通常の価値観から言うと、食事をしっかりとらなければいけないということになりますが、子供の身体と心は、眠いと言っています。

子供は世間的な価値基準を持ちません。素直ですから、口に食べ物を含みながら眠ってしまいます。この時の子供の欲求は睡眠で、心地よい快楽は食べることではなく眠ることです。このような素直な感情を持てるように自分自身を磨くということが、人を変えていき、人間関係を変えていき、よりよい関係を築く要因となっていきます。

自分自身の心と身体、また人間関係についても良い方向にコントロールすることができていきます。さらに自然との調和、地球と共に生きていくという大きな命題ともかかわりを持っていきます。こういう思いで、快楽現象ということをとらえていますが、精神的相関関係に大きく左右されるものです。

この大命題を解決するために、仏や神、シャカ、キリスト、マホメッドなどの信仰としての存在があるのでしょうが、いま私たちに必要なことは、悲しみや面白みを感じることが人間たるゆえんであると自覚することだと思います。

5　〈たまご理論〉でどう対処していくか

あなたが若くていても年老いていても、何歳であっても、これまでどういう生き方をしてきたかということが今後の人生を決定づけていく大事な要因になります。病気で言えばこれまでの病歴、生活歴、家族歴、社会歴がどのようなものであったのか、そしてどういった経過をたどって病気に至ったのかを検証することによって、原因と結果が明らかになっていきます。

病気になった原因が分かれば、おのずと対処の方法が分かっていきます。何事に対してもそうですが、特に医療に関してはこれまで、上からの押しつけのような感覚で病院や医師と対峙していましたが、そうではなく医療を受ける側の患者さんが主体ですから、患者さんが自分の病気を理解し、それに対処できる状況があって初めて予防法が身についていきますし、また再発を防ぐことも可能になってきます。

そういう意味で〈たまご理論〉では、自分自身が病気を治していくのだという気持ちになるように、そして病気のからくりを現在の西洋医学でわかっていることは取り入れ、東洋医学や民間療法を応用し、よりよい治療法、予防法を身につけていただくものです。

病気のしくみについて分かりやすく理解するために、よく私は製造工場や生産現場といっしょだというたとえ話をします。原材料があって、製造過程（方法）があって、結果として製品ができてきます。その製品が世間に出回って最終的に消費されるとき、欠陥があればどうするのかというのに似ています。当然クレームがついて、どの過程で欠陥が生じたのかを逐一見直していかなければなりません。

もしその製品の原材料を輸入していたとしたら、その段階から問題はなかったか、次に製造技術、現場、製品管理はどうなっていたのかに至るまで調べ上げ、原因を明らかにしていく必要があります。そこで初めて、今後の対処の方法が出てくるわけです。そうしてきっちり改善していくことによって良い製品ができてきます。この一連の行為を企業が怠ったとしたら、健全な社会は成り立っていきません。

病気もこれと同じです。日々の生活の中に病気となる原因がありますから、これを理解することによって初めて病気の予防ができるわけです。何よりも自分自身が自分の身体に責任を持ち、方向づけができるようになっていきます。

自分自身との対話

現代西洋医学は大きな成果を生み、日本の医療現場での主流となっています。それゆえマイナス面や副作用も目立ちますが、私たちが考えていかなくてはならないことは、そこに成果として残されていったものをすくい取って改善の方策を見出すことです。批判するのはたやすいことですが、そうではなく西洋医学、東洋医学、ホリスティック医学、代替医療等を含めた真に患者さんに必要な医療を〈たまご療法〉では提供しています。

患者さんには体験発表をしていただいておりますが、この目的は三つあります。患者さん自体が何故そのような病気になったのかという原因・経過・結果をはっきりと理解していただくのが一番の目的です。さらに、今後元気で過ごせるようにするにはどうしたら良いのかを考え、次なるステップを持っていただきます。

その中には西洋医学では原因不明とされ、治療法がないと言われている難病、いわゆる〈特定疾患〉の方でも、〈たまご療法〉による内臓の活性化で元気になっておられるケースがたくさんありますから、この事実を知っていただいて、他の同じ病気の方々にも幸せな人生を送っていただきたいというのが体験発表の二番目の目的です。

三番目は、病気というのは急に降って湧いてくるものではなく、先ほども言いましたように必ず原因・経過・結果がありますから、現代医学では不明な点も明らかにしていき、〈たまご理論〉によって今後の対処法を明確にしていくことです。体験発表される病気が自分とは無縁だと思われる方であっても、病気の原因となる基本を理解することができます。詳しいことは「〈たまご療法〉で健康をとり戻し社会復帰を果たした人々」として第八章で紹介していますので、ぜひ参考にしていただきたいと思います。

これまでお話してきたことを中心に、〈たまご理論〉での病気の対処のしかたについてまとめておきます。

一、病気は自分自身のものである。
二、原因は日々の生活の中にあり、生活改善をする必要がある。
三、唇から肛門までの一本の消化管の働きを理解し、活性化することが大事である。
四、地球上でたった一人、一回限りの人生を大切にする。
五、西洋医学、東洋医学についての正しい知識を持ち、その長所と短所を知っておく。

六、器質的変化がなく検査に出ないからと安心せず、健康体の身体をチェックし、また感じ取れるようにする。

七、現代の日本人の精神的な乱れと、病気の元である食事の取り方に注意して、命の危機を招かないようにする。

八、消化管の運動機能の低下がほとんどの病気の原因となることを自覚する。

九、いつも健康体に近づくような生活を心がける。

十、健康体になり、円滑な家庭を築き、誇りを持って社会的な役割分担を実行し、社会の安定に貢献できる人間になる。

たまごビルと日本歴史

たまごビルの上から東を望めば、平ったい河内平野が急にそりかえるように生駒山、信貴山へと伸び上がり、さらにその南に、二つこぶの駱駝のような二上山がつづき、さらにその連峰として葛城山と金剛山がそびえている。そのふもとは、千早赤坂村で、言うまでもなく楠正成を生み育てた地である。葛城山の東に越えれば、そこは大和。日本古代の飛鳥の里がひろがっていると思えば胸がさわぐ。

だがもっと手前の二上山も折口信夫の古代日本のヴィジョンにつながる舞台であり、さらにもっと手前の藤井寺周辺は河内飛鳥で聖徳太子のゆかりの地、道明寺は菅原道真のお寺があるところ。そう考えると、たまごビルから見渡すパノラマ空間は、日本歴史の重要な瞬間が刻印された容易ならざる地ではないかと、思わず心引き締まる思いがする。

だが、本当はそれどころの騒ぎではないのだ。このたまごビルの敷地そのものが、古代日本では大変な場所に位置しているらしく、先年、このビルのごく近くの田んぼの地中から銅鐸が出土したのだという。しかも日本で最大の銅鐸だという。弥生時代の昔から、このたまごビルのある地は、並のものではなかったのである。

ビルの屋上から大阪平野のはるか西をのぞめば、かすみの彼方に大阪城がかすかに見えるはずである。大坂夏の陣で、徳川方を迎え撃つ真田幸村らの豊臣方の武将が、この平野を馬を駆って縦横にかけめぐっていたのである。こういった日本歴史の密度の高い地に、誰もが注目するような画期的な意味をもつたまごビルの深い医療が日々に営まれている。

医療の奥行きと歴史の深い流れとは、どこかで深いつながりをもっているのではないか。東北とか山陰とか、遠方からわざわざ河内平野の石垣先生の医療を求めてこられる人たちは、この地が日本の歴史と深く呼吸しあっていることに、気づかぬうちに感化されているに違いない。

第六章

〈たまご療法〉で中高年を元気に過ごす

1　介護は必要、受けないことはもっと必要

高齢化社会が進む中、二〇〇〇年四月から介護保険制度が導入され、社会全体で支えていこうというしくみが明確に打ち出されました。この時、テレビ・新聞等のマスコミや行政は、介護の内容や費用、手続きの方法を伝えることに終始し、まるで手段が目的化されたかのようでした。本来なされるべき「介護されずに老後を健康に過ごすには」といった論議は置き去りにされたままで、大半の人が何の疑問も抱かずに過ぎていきました。

現在の介護保険制度というのは、あってしかるべきものです。必要な人にとっては手厚い介護を受けるに越したことはありません。しかし、介護を受けないために日常生活でどのような行《おこな》いをしていけば良いのかという発想がないということが一番の問題です。

介護保険制度が導入されることが決まったとき、社会の風潮はまるで戦争時やバブル期と同じように、国民全体にズレた熱気とも言うべきものがありました。私はその社会の流れを変えたくて、一九九九年九月に予定していた健康講座（月一回開催）のテーマ「間

違った食事と腎臓」を急きょ変更し、「介護されないためにはどうするか」との命題を取り上げました。第一部は、八尾市介護保険室からの説明と国会議員による報告、第二部は、介護を受けずに健康で過ごすにはどうしたらよいか、私がお話させていただきました。

介護は必要です。しかし介護を受けないようにすることはもっと必要です。何故なら人生を楽しく過ごすことができるからです。〈たまご理論〉の「人は楽しむべき存在」という基本的な理念が、ここにも当てはまります。

介護してもらって楽しい人はいない。
介護する側も楽しいことはない。
↓
介護は必要であるが、介護されないように健康であることが人生を楽しく生きられる。
↓（介護が必要）　↓（介護が不要）
政府や医師、患者さんらは　〈たまご理論〉で、特に内臓の活性化
↓　↓
その方法が分からない。　をはかる。

予防できずに介護を受ける
↓
人生が楽しめない。
国家予算が大。
家族の負担が大。

介護されずに元気に過ごす
↓
人生が楽しめる。
国家予算が少。
家族の負担が少。

このように対比してみると、その差がよく分かってきます。現在の日本は、かつてのバブル現象やあるいは六〇年前の戦争で起こしてしまった愚行を再び繰り返しています。日本人がこぞっておかしいなと思いながらも、土地を買い、株を買い、あるいは戦争で人を殺したことを手柄とし、そのことが目的となってしまうような行為のことです。ここで一石を投じ、流れを変えていかなければなりません。

ところが、介護は自分の身にふりかからない別のものだと思ってしまったり、至れり尽くせりの介護を受けた方が得だと勘違いしたりして、現実に流されていってしまいます。けれどもおかしいことはおかしい、これを分かる人は行動に移していきましょうというのが私の考えです。

〈たまご理論〉の一次的根源的基準である「快楽現象」の応用と、二次的基準「消化管の運動機能」を当てはめて考えていきますが、これは現代西洋医学や東洋医学での範囲より外にある考え方です。私の治療を受けておられる患者さんは身をもって理解されていることですが、そうでない人にとってはまず最初は理解できないことかもしれません。医師であったとしても同じです。

権威のある大学病院で見放された心臓疾患の患者さんが、〈たまご療法〉によって消化管の運動機能をコントロールし、薬を飲まずに治ったという現実があり、このような例はたくさんあります。治療を受けている方は身体で分かります。そのうち理論でも納得できていきますから、あらゆる病気に応用でき、病気が治るということが理解できるようになっていきます。

介護を受ける究極の対象は虚弱老人で、最も比率が多いです。次の段階が認知症老人です。脳循環が悪くなって物覚えが悪くなり、排尿や排便、食べたことの記憶がなくなるという状態です。次が寝たきりです。脳卒中の後遺症が約六割、そのほかリューマチ、腰痛、変形性の疾患や関節炎などが寝たきりの主な原因になります。そこで介護が必要となってきますが、人生八〇年のうち何年間介護をうけるのか、これによって人間の幸せが大きく左右されていきます。これは当事者にとっても家族にとっても同じことが言えます。

もう一度、よく考えてみてください。だれが介護されたいと思うのか、おしめを替えてほしいと思うのか、また家族のだれが介護したいと思うのか、ということです。こんな簡単なことを、行政もマスコミも一般の人たちも本質的なこととしてなぜ話し合わないのか、立ち止まろうとしないのか。私は医療の世界から出発していますから、医療の分野からこの問題に立ち向かっていきたいと思っています。

2 認知症、寝たきり、虚弱老人にならないために

介護を受けずに健康で幸せな老後を過ごすためにどうしたらいいのか、老若男女を問わずだれにもみな一様にしてこの問題が身にふりかかってきます。介護の究極が虚弱老人、認知症、寝たきりであり、その原因の半分以上が脳卒中であることは先にお話しましたが、

ここに至るまでの経過について〈たまご療法〉では次のようにとらえています。

現代西洋医学では症状が出て病名が明らかになる前に、血圧が高い、高脂血症が出ている、尿酸値が高いなど、必ず検査に出てきます。しかし検査に出るまでに二〇年、三〇年という不定愁訴の段階があるわけです。これについては第三章の「病名のない病気―不定愁訴」にも書いていますから、もうお分かりいただいていることと思います。

もう一度おさらいしておきますが、次のような状態が主な不定愁訴とお考えください。

- しんどい、だるい、つらい、なんとなく面白くない
- 足が重い、腰が痛い
- 物忘れが激しい
- 姿勢が悪い、肩をいからせる
- 朝起きにくい、持久力がない
- 便秘、軟便、下痢が続く

たとえば、軟便が二〇年三〇年と続いたら肝臓疾患が、下痢の場合は狭心症、心筋梗塞、大腸ガン、腰椎のヘルニアなど、その人の体質と生活内容によって病気が必ず出てきます。

けれども不定愁訴のこの段階ではCTスキャン、エコー、血液検査、尿検査には出てきま

せん。人間の身体をトータルに見て、不定愁訴を見逃したりそのまま放っておくのではなく、それがすでに病気に至る過程であることを理解してください。

では、検査に出る何十年も前から起こっている不定愁訴となる原因はどこにあるのでしょうか。それは〈たまご理論〉の二次的基準である消化管の運動機能の低下によるものです。同時に、内臓全般の機能低下をも意味しています。しかし、現代の西洋医学ではこれをとらえていません。西洋医学でとらえていなくても身体には全部出ており、これを診断するのが〈たまご療法〉です。ありのままを素直に見ることの大事さがここにはありま す。内臓の中でも特に胃、小腸、大腸という消化管は中が腔《くう》になっており、大切な意味合いを持っています。

内臓の機能低下がなぜ検査に出ないのかはこれまでにも繰り返しお話ししてきましたが、器質的な変化が起こって初めてとらえることができるからです。たとえば胃ですと、ガンやポリープや潰瘍など表面に変化があれば検査に出ますが、胃そのものの動きの悪さは出てきません。胃に比べて腸や肝臓の動きや機能の低下はさらに分かりにくくやっかいです。

この機能低下は血液の循環を支配します。心臓が血液循環をすべてまかなっていると勘違いしてる方がたくさんおられますが、そうではありません。姿勢の良し悪しをコントロールしているのも小脳だけではなく、内臓の動きとそれに伴う力学的作用が姿勢制御に欠かすことができません。背中の曲がっている人は何十年も前から内臓が弱っています。腰椎のヘルニアになる人、膝関節に変形のある人も、ほとんどすべて内臓の弱りが原因となっています。朝起きにくい人、肩をいからせている人もみな同じことです。

ふつう私たちは不定愁訴の段階で病院に行きます。手足のしびれを訴えた人でも検査に出なかったら、心療内科の受診を勧められ精神安定剤を出されることがしばしばあります。それでも治らず、つらさを訴えると次は睡眠薬です。さらにエスカレートしてヒステリーやうつ病と言われ、抗うつ剤が出されたりします。

薬漬けが機能低下をまねく

薬漬けになった人間の身体は、またたく間に胃腸や肝臓を弱らせ、その機能低下を招いていきます。現在の日本では、虚弱老人となっていく原因がほとんどここにあります。内臓が弱って不定愁訴が出ているにもかかわらず、その症状をとるために薬を飲んで内臓を弱らせたらどうなるか、悪循環に陥ることは言うまでもありません。何年も医者通いをしているのにかえって悪くなっている、少しも良くならないというのは、ここに原因があります。

また、老化で内臓の弱っている老人には、原則として薬を出すべきではありません。七十歳以上の方を死体解剖すると、約七〇％の割合で胃潰瘍が見つかります。老人の腎臓の機能は三十代の三分の一に衰えていきます。このように、すべての臓器、筋肉、神経に機能低下が見られます。

京都から来られているあるリューマチの患者さんは、病歴三十三年です。来院時は腰が曲がり、歩くのがやっとでした。十種類近くの薬を飲んでおられ、その間六回もの手足の手術をしたそうですが、それでも段々悪くなっておられます。私は疑問に思い、その患者さんに尋ねました。

「三〇年も治療を受けているのに良くならず、何回手術をしても悪くなっている。なのになぜ治療を受け続け、薬を飲み続けているのですか」

そうすると、その患者さんはつらそうにおっしゃいました。

「先生、そのとうりです。悪くなっています。つらいです。薬の副作用もきついです。でも、薬を飲まないともっと悪くなると思いましたので」

この患者さんの薬に対する考え方がそこに浮かび上がってきます。根本的な内臓調整と、薬物の正しい知識の普及が急がれます。

ご縁があって〈たまご療法〉で内臓の活性化をはかっている人たちは、薬を飲まずに血圧が下がったり、腰痛が治ったり、膝が伸びたり、日常生活が非常に楽になっていくことを身をもって体験されています。しかし体験していない人にとっては、これまでとまったく違った発想での治療ですから理解していただけないかもしれません。だからこそこの療法を理解しあう輪を広げていきたいというのが私の思いです。

介護されずに生きる人生を、私はこのような視点からとらえ、実践しています。人間は楽しむべき存在であり、地球という恵まれた星に生まれ、水、空気、食物など豊かな環境の中で生かされています。このありがたい存在である私たちの老後ですから、健康について大いに貪欲に、寝たきりになることなく元気に過ごしていただきたいと願っています。

3 脳卒中はなぜ起こるのか

中高年とは一般的に四十歳頃から六十五歳頃までの年代を言いますが、この歳になりますと身体のあちこちに目立って故障が出てくるようになります。これまで健康を自負していた人でも四十歳代ともなれば衰えを感じ始め、老眼鏡のお世話になる頃から自覚症状が次々と現れるようです。しかし急に悪くなったわけではなく、何度も言いますように何十年という不定愁訴という経過があってのことです。

その中でも、ガンに次いで私たちが恐れているのが「脳卒中で倒れる」ということです。「ヨイヨイになったらどうしよう」なんて笑いながら言っているうちはいいのですが、他人ごとでなくなる要素は一人一人の中に十分持ち合わせています。

ここでは脳卒中とその原因について見ていきたいと思います。種類と原因について表にしてありますので参考にしてください。まず脳卒中には脳梗塞と頭蓋内出血の二つに分けられます。梗塞とは血管がつまること、出血とは血管が破裂することと思ってください。

脳梗塞の中の脳血栓の原因は、血小板を主とする血栓で、脳内の血液が固まって詰まった状態になります。血栓とは血のかたまりのことです。脳塞栓というのは脳以外の身体の部位に血栓ができ、それが脳に運ばれて起こる状態です。心原性脳塞栓症、不整脈を伴う心臓弁膜症や心房細動などが原因で脳の血管が詰まります。不整脈のある人は要注意です。女性によく見られますが、足の静脈がぷくっと出ている場合、静脈の血液が固まって脳へ送られることがありますので気をつけてください。足がはれていて動悸がするというのは、脳梗塞になる条件が揃っているということになります。

次に頭蓋内出血の中の脳出血ですが、高血圧が原因の場合がほとんどです。くも膜下出血は脳動脈瘤が原因で、脳の動脈に瘤《こぶ》ができてそれが破裂することによって起こります。動脈瘤には先天的なものと後天的

種類		原因	危険因子
脳梗塞	脳血栓	血小板を主とする血栓	高血圧 心臓疾患 糖尿病 高脂血症 飲酒 運動不足 肥満 喫煙 塩分過多 低コレステロール
	脳塞栓	心原性脳塞栓症 弁膜症 ⎫ 心房細動 ⎭ 不整脈	
頭蓋内出血	脳出血	高血圧	
	くも膜下出血	脳動脈瘤	

脳卒中の種類と原因

なものがありますが、西洋医学でもはっきりとは分かっていません。動脈瘤のある人の約五％が破裂すると言われており、この場合は死亡する人が多くなります。

以上が脳卒中の種類ですが、次に直接かかわる原因、いわゆる危険因子について見ていきます。

脳梗塞の場合は高血圧が最も多く、次に心臓疾患、糖尿病、高脂血症などで、いずれも血流が悪くなって血液がドロドロになって固まることによって起こります。血液中のコレステロールや中性脂肪が高い人は脳梗塞予備軍です。

脳出血の場合も一番の原因は高血圧ですが、飲酒も関係しています。飲み方にもよりますが、血液の流れを良くするお酒の量は一・五合です。二合以上になると逆に血流が悪くなりますから、長年にわたって「大酒飲み」を通してきた人でも、いつまでもというわけにはいきません。飲むなと言いませんから、適量を楽しんでください。

もう一つの原因に低コレステロール血症があります。コレステロールというのは血管を作る成分であり、少ないと血管がもろくなります。昔の日本食はたん白質が少なく塩分が多かったことから、多くの人にこのような症状が見られ出血を伴っていましたが、今は少なくなっています。

高血圧、糖尿、心臓が悪い、体脂肪が多い、飲酒の量が多い、このような人は血管が細く固くなっていて、使い古したボロボロのゴムホースのようになっていきます。これを動脈硬化と言います。この時の血液は粘っこく、血流が悪くなります。新鮮な血液が不足しますから物忘れが続き、この一連の流れが脳卒中や認知症の原因になっていきます。この間、時間は三十年から五十年くらいかかっていますから、たとえば七十歳になって倒れて処置したとしても手遅れになってしまいます。

首が太い、顔が赤黒くはれている、テカテカしている、汗をかく、フケが出る、頭が薄い、肩が凝る、これらはすべて脳の血液の循環が悪く、脳卒中になる人です。

では、どうすればこの病気にならずにすむか、あるいはなったとしても介護されずに最少限の後遺症で社会復帰できるようになるかということを、〈たまご理論〉の「人間は楽しむべき存在である」ということを実現するという観点から見ていきたいと思います。

4　高血圧をコントロールできる身体づくり

脳卒中の主な原因が高血圧によるものであるということが、これまでの説明で理解していただけたことと思います。では、どのような状態のとき人は高血圧に見舞われるのでしょうか。

私たちの身体は、調子の悪い所があると無意識のうちにカバーしようという作用が働きます。たとえばかぜをひいたら、熱を上げて細菌とたたかうために体温が上昇します。これと同じことが血液の流れにも起こります。血液の流れが悪くなって不足すると、頭が動かない、手足が動かない、内臓の動きが悪くなる、というような状態になるため、逆に心臓で血液の流れをよくしようという作用が働いて血圧を上げていきます。日常の生活が変わりなくできるように、わざわざ血圧を上げてくれているわけです。

これはたいへん大事な所で、実はこの原理の応用が〈たまご療法〉の根本的な治療法となっていきます。高血圧はこわい、脳卒中になるから薬で血圧を下げようという一辺倒の発想で、血流が不足した身体はどうなっていくのでしょう。現代の西洋医学で高血圧の人が一〇〇人いたとしたら、九九人までが薬でむりやり血圧を下げています。薬での治療というのはあくまでも方便のようなもので、いつまでも続けて行うものではありません。

その人の身体に必要があって血圧が上がり、血液が全細胞に行き渡り、身体と精神が動きやすく、生活を快適に過ごせるように、身体のしくみによって自然に起こっていることです。それなのに人間としての全体を見ずに、血圧だけ不自然に下げると、生活にむりが生じてくるのは当然です。内なる根本的な治療が主体とならなければいけないわけです。

さらに、高血圧のために飲む薬というのは、ずっと飲み続けることになってしまいます。自分の力で血圧を下げていませんから、薬の力に頼るしかありません。今飲んでいる薬に慣れてくると効き目が薄れていきますから、また違う薬を飲むことになります。これらの薬には、心臓や肝臓、腎臓の検査を定期的に行うよう指示されています。肝臓や腎臓が副作用に犯されていくからに他なりません。

薬でむりやり血圧を下げられた身体は、脳に血液が行かないので物忘れが激しくなり、段取りが悪い、判断力や集中力、持続力が鈍るということになって支障をきたします。何かただぼんやりと無気力に生きている、あるいは自分では気づいていないけれども二〇年三〇年と続けている仕事だからできているだけで、という状況になり、生活のレベルは落ちていきます。

新たな挑戦ができない、心の躍動がなく新たな楽しみがない、という形になって出てきます。これは大変におかしいことで、「人間は楽しむべき存在である」という私の理念から遠ざかるばかりです。そうならないために内臓調整をして、自分の力で血圧を下げることができたなら、ここには何一つむりがありません。むりがないということは、精神的にも身体的にも活動範囲が広がっていき、生活レベルは向上していきます。

高血圧で私の所に治療を受けに来られる人には、今飲んでおられる薬を全部持参してもらい、『正しい治療と薬の情報』『薬のチェックは命のチェック』（前出誌）などの根拠に基づいた情報によって一つ一つ調べていきます。内臓調整によって内臓の動きを活発にしていき、常にお腹の状態と血圧、他の検査の結果を勘案しつつ、徐々に薬を止めてもらって最終的には自分自身の力で血圧をコントロールできるようにしていきます。

初診で来られたある患者さんの場合ですが、一日目の血圧が左一八〇—一一〇、右一七五—一〇八で、心筋の動きが悪い典型的な高血圧でした。ところが内臓調整を始めて四日目には左一三七—八一、右一二八—七八に下がりました。この方は薬を飲んでおられません。

高かった血圧が低くなるにつれ、この方の腹部は「上虚下実」に、体表温度は「頭寒足熱」に、姿勢は生理的S字状湾曲を呈した「正姿勢」に近づいていきました。このような身体の変化は何回か繰り返すうちに、どなたでも自己診断ができるようになっていきます。

別の患者さんですが、この方も高血圧のため内臓調整を始めたところ、少しも治療の効果が出てきません。おかしいなと思って見ていましたら、ある日突然、「きのう、おとといと胸が苦しくてどうしようもありませんでした」と言われました。私はもしやと思い、「何か薬を飲んでいるのとちがうか」問うと、「隠してたけど飲んでます。それに新たな薬が増えまして……。言いそびれてしまいました」とのことです。

よくよく聞いてみると、この方は血圧を下げるためカルシウム拮抗剤を処方されていて、心臓の検査を定期的に受けておられました。ある時その検査で、副作用のため心臓に異常が出ていることが分かり、心臓の薬である「ジゴキシン」を飲むことになりました。血圧の薬カルシウム拮抗剤と併用し、飲み出した翌日から胸が痛くなったようです。

薬を持って来てもらってこの経緯を知りましたが、調べてみるとこの二つの薬には相互作用のあることが分かりました。東大薬学部の調べ（『一目でわかる医薬品相互作用』文光堂）によると死亡例がいくつもあるということでしたので、それを患者さんにお話して、この本のコピーを病院に持って行ってもらい、医師に薬を止めてもらうよう頼みました。

こうして薬を止めた結果、心臓がまともに動くようになり、内臓調整の効果が出て血圧が安定するようになりました。他にもこの方のような患者さんがたくさんおられます。治った方は内臓の動きと血圧の関係について身をもって分かっておられますが、お話だけ聞いておられる方々はなかなか信じられないようです。

5　中高年の自殺と予防

中高年の自殺、あるいは自殺に至るまでのノイローゼやうつ病などの精神障害が、現代日本の大きな社会問題となっています。警察庁発表の統計によりますと、二〇〇一年の自殺者は三万一〇四人で、六割以上が中高年層、全体の七割以上が男性という結果になっています。

一九九八年に自殺者が三万人を越えて以来、年々増加の一途をたどり、今後も増え続けることが予測されています。不況によって経済的に窮地に陥るという景気の動向は、自殺者増加を大きく左右するでしょう。しかし、その背景にはもっと深刻な現代社会が抱える問題がいくつかあります。

現代文明の発達によって社会全体が細分化された結果、統合化された生活感覚の欠如、あるいは伝承性の欠如という弊害が出てきました。いろんな体験を通して困難を克服するという機会が少なくなってきていますから、物事にどう対処したらいいのか分からない、という人がどんどん増えていきました。

そして、このことは、生い立ちということにも深くかかわっています。第七章で「人の一生」と「人生を左右する生い立ち」についてお話していますが、子供の頃から、困難を克服していこうという気持ちが湧き立つような経験をしてきたのか、ということです。

子供でも大人でも、心が躍動して一番楽しいのは、何か困難があったときに自分自身で考えて行動して、その困難を乗り越えていこうという気持ちを持ったときです。フランスの思想家、ルソーは「子供を不幸にするのは簡単だ。すべてを与えれば良い」という意味のことを言っています。

人間関係をはじめあらゆる面で、「ああ、何とかしなければ」「よし、やってやろう」という経験の少なかった子供が社会人として成長しても、物事の達成感をじゅうぶん味わって来なかったら、大人になってから事あるごとに悩み、つまずいて、何をどうしたらよいのかが分からないわけですから、次第に神経を病んで自殺にまで及んでしまうことがあります。

自殺の主な原因は、病気、人間関係、家族関係、仕事などですが、これらはもちろん相関関係がありますから、病気になって仕事ができない、仕事上で人間関係がうまくいかない、というように相互に作用してきます。人間というのは、全体を見通せなかったら不安になります。病気にしても人間関係にしても、どうしていいか分からないという問題がのしかかってきたとき、私たちはどのように立ち向かっていくのでしょうか。

自殺を防ぐにはどうしたらよいのかについて患者さんと一緒に考えたとき、次のような答えが出されました。

・やりたいことをする
）楽しむ
・生きがいを作る
・健康が第一

・ストレスをためずに適度にゆったり過ごす

結論は、楽しい人生をおくる、それには健康が必要であるということでした。これは〈たまご理論〉とぴったり一致していますから、私の患者さんは自殺をしなくてすむ人たちばかりだと思っています。

日本が閉塞した状態であると言われて久しい昨今ですが、今後どうすればよい方向に行くことができるのか、心理学者、元検事総長、企業グループの総帥、作家、映画監督と第一線で活躍する人たちが、いろんな所でこの問題について数年前からコメントされています。

それによりますと、皆さんそれぞれ「心のあり方が大切で、何とかしなければ」と問題提起されていますが、物の見方、心のあり方、進むべき道筋について具体的なことはおっしゃっていません。分からないけれども心のあり方は変えなければいけない、というふうに感じ取っておられるようです。

ここからも分かるように、心と行動の基準をしっかりと身につけるべきだということが言えます。それが〈たまご理論〉の「人間は楽しむべき存在である」、そのために生まれてきたということに尽きると思います。第一次的根源的基準である快・楽を心と行動の基準に置いてください。

不快があれば、それを取り除くことです。日本人の多くは不快は不快でそのまま置いて、流されていきます。ところがアカが詰まりすぎて、どうしようもなくなったというのが現状です。子供の問題にしても仕事の問題にしても、あらゆる問題に言えることです。ですから、まず大きな心の基準を持って、不快があれば快に変えていこうということです。

気持ちの良い状態に変えるためには、必ずぶつかり合いが生じてきます。それをみな避けようとしますし、一つのトラブルが起こったら、それを突き破って進んでいくには大きなエネルギーが必要となってきます。そのエネルギーをどこから調達してくるのか。たとえば不快なことがあってUターンしたら、けっきょく不快感が残って物事は解決していないし楽しくないわけです。

楽しく人生を送るには、内臓を活性化してエネルギーを蓄えなければいけません。ですから、内臓の動きを調整してやるというのは非常に大切なことです。そして心と行動の基準を持つことです。「やったあ!」という感覚を得ることが、自分の大きな力となり自殺を防ぐ、子供や孫を大きく育てる、あるいは仕事に励んで皆さんに喜んでいただくという意味においても、大きな糧となっていきます。

中高年というのは、人生の半分以上が過ぎて、今までの人生がこれで良かったのかという思いと、老後についての不安がよぎる時期でもあります。楽しい人生を送るために、自分に合った対処の方法を〈たまご理論〉をもとにして身につけていただきたいと思います。

二つの八尾

越中の国、つまり今の富山県に八尾がある。大阪の河内にも八尾がある。越中の八尾は「やつお」といい、河内の八尾は「やお」という。越中の八尾は、いうまでもなく「風の盆」つまり盆おどりで知られる所だ。静かな短調のもの悲しい胡弓の旋律にあわせて深夜から払暁まで、鳥打の編み笠をかむった女性をまじえて、坂の多い山かげの石畳のまちをしのびやかに舞い歩く。

越中やつおの「風の盆」の情調には、こころにしみいるような北のくにの哀感があり、いちどはまり込んだら抜け出せない妖しい陰翳がある。この「やつお」の隣町に生まれて今は関西に住む人の話だが、この「風の盆」の時期には、この盆おどりに惹かれて、くにに帰らずにはおれないという。

いっぽう河内の八尾、つまり「やお」はといえば、これは河内音頭の中心地。その三味線と太鼓、それにあわせて唄う賑やかな長調の旋律の陽気さは、まさに全国屈指ではないか。どこか浪花節を思わせるのびのびとした節回しでうたわれ、屈託がなく、うきうきする陽気さに充ち溢れた楽しい音頭である。

この河内八尾はひろびろとした大阪平野の真ん中にあって、もともと周囲はごくのどかな農村地帯と言いたいところだが、今は大都市大阪の東へのスプロールに飲み込まれてしまいそう。しかし、もとの河内の陽気で頓着しない、そしていささか荒っぽい河内弁そのもののこだわりのない気質が残っている。人々の気性も野放図に明るく、楽天的だ。

石垣先生ご夫妻は、純粋にこの河内の産であるらしい。明るくて、おうようで、楽天的で、こせこせしたところは少しもない。会って話をするだけでも、河内音頭の陽気な旋律がつたわってくる。河内八尾の盆おどりも、いちどはまったら抜け出せない魅力があるのではないか。

第七章　よりよい人生を生きる

1　夫婦ゲンカのすすめ

昔から「子は親の鏡」と言われますが、日頃から患者さんと接していてそれがよく分かります。私の所へは夫婦や親子、また家族全員で来られている方々がたくさんおられ、どの家族を見ても言葉を変えると「子は夫婦の鏡」とも言えると思います。

主に副院長がカウンセリングを受け持っています。女性ならではのきめ細やかさを心掛けながらも、時には厳しい注意をうながす、いわば患者さん一人一人の母親がわりでもあります。初診の患者さんには、生い立ちから家庭環境、病歴、現在の生活状況などを詳しく聞いて、総合的な見方を通して今後の治療方針を決めていくことになります。

難病と言われ、原因不明で治療法が見出せないまま各地の病院を転々とした後、行き場を失った人が私の所へ大勢やって来られます。そんな患者さんの一人に年頃の娘さんがおられます。何度も厳しい治療や手術に耐えて、つらい思いをたくさん味わって来られました。自殺を考えたことも、一度や二度ではありません。

彼女はそんな身体に産んだ母親を恨み、その頃の親子は地獄のような毎日だったそうです。その後、内臓調整と日常の生活処方を実行し、今では見違えるほど元気になっておられます。第八章の体験談に登場していらっしゃいますので、病状についてはここでは割愛しておきます。

副院長は最初の問診で彼女に対し、どの母親もわが子の健康と無事を祈って命がけで子供を産むこと、わが子が病弱であるのは母親の責任と思い心痛めておられることを話し、この世に産んでくれたことに感謝こそすれ恨むのは間違っていると、わが子に対するのと同じく厳しく諭しました。やがて病状が回復するにつれ彼女はとても明るくなり、もともと容姿に恵まれた人でしたからとても美しい女性になっていきました。

私の所に来られて五年がたちますが、今も健康を維持するために通院しておられます。再び社会人として働くようになり、最近では「残業でおそくなってしまって……」ということがしばしばあります。かつて母親を恨んだことを深く恥じ入り、今では感謝の気持ちで一杯だと言います。長い親子の葛藤が続きましたが、ようやく暗くて果てしないトンネルを抜け出し、お互いにいたわり合う優しい親子になりました。

このことは私たち夫婦にとっても大きな喜びでした。病気とはこれほどまでに人生を左右し、苦しめます。時には親子の問題が夫婦の亀裂を生み、溝が深まっていくことがあります。先ほど「子は親の鏡」と言いましたが、そういう意味で患者さんは私たち夫婦の鏡でもありますから、責任重大です。いつも患者さんたちのことを第一に考え、夫婦でもよく話し合っています。

私はいつも、すべての患者さんはわが子だと思って接しています。一度身につけた悪い生活習慣は、改めようとしてもすぐに元に戻ってしまいます。そんな時は気長に〈たまご理論〉を繰り返し説明します。また少しでも良くなった患者さんにはほめ言葉をかけ、励ましています。

夫婦という話に戻りますが、人間だれしもがそれぞれの長所と短所を兼ね備えて、ある面でズレやねじれが生じています。その上、自分のことは分かりにくいものです。このような人間と人間の組み合わせが夫婦というものです。

夫婦には男と女、生い立ち、内と外すなわち家庭と社会での役割の違い、嫁姑などの問題を孕んでいます。そしてこれらの問題を解決していくのが、夫婦の使命でもあります。夫婦のやりとりが活発であれば相手の立場がより理解でき、自分自身のあるべき姿が浮かび上がってきます。

もちろん中途半端なやりとりではだめで、切羽詰まったものでなければなりません。肉をそぎ、骨をきり、血がほとばしり、冷汗が出、奈落の底に落とされるがごとくのものでなければなりません。中途半端なものはやりとりとはいいません。それゆえお互いをさらけ出し、お互いが見えてきます。つきつめると自分自身が見えてきます。ですから、夫婦げんかは時には必要であると思います。

道元禅師曰く、「仏道とは己を知ることなり」。また、フランスのドゴール曰く、「月はたいして遠くはないが、自己を知る距離は非常に長い」。このことは洋の東西を問わず、自己を知るのはたいへん難しいということです。

相手に自分の姿が見えれば役割が分かり、お互いの関係がなりたっていることが理解でき、夫婦仲が良くなっていきます。妻はこまめに、夫は広い視野で子供を見守り、調和がとれて子供に良い影響を与えます。夫婦げんかを勧める理由はここにあります。

夫婦間で心地良さと楽しみ、快・楽を与え合い、不快なことをなくすやりとりがあれば、また共に喜び共に泣くやりとりがあれば、家庭生活や人生に絶大な威力を発揮すること間違いなしです。

さあ、あなたも実行してみませんか。

2　人の一生

「物事というのは一つ一つやり遂げていかんと、何もでけへんよ。簡単なことを確実にきちっと成し遂げることによって難しいことができるようになるし、四十代、五十代になって、よかったなあと思える人生が送れるんやで」

患者さんの母親代わりでもある副院長は、河内アクセントを交えていつも皆さんにこう言います。人間が生活していく能力というのは、物事を成し遂げる力を身につけることで、困難なことに立ち向かっていく気力を養うことでもあります。

フランスの小説家、グスタヴ・フローベールは、意訳しますが、おおむね次のようなことを言っています。

「人生の中で最も輝かしい時期は成功の時ではない。どん底に落ちて悲嘆にくれて、何くそ何とかしなければという思いが出た時が最も輝かしい時である」

私も、まったく同じ考えです。

人生には、年代を経るにしたがってより大きな問題が起きてきます。人の一生を一つの流れとして見ていきますと、受精、誕生から始まり成長の過程を経ていきますが、その中の大きなイベントとして、入園、入学、受験、就職、結婚、出産、育児、子離れがあり、やがて老い、病気となり、死を迎えることになります。

親の庇護を受けて成長した子供は、やがて自分で責任をとらなければいけない時期を迎えます。それが受験ですが、親にとっては子離れの時でもあります。就職するともっと厳しい現実が待っていますし、子供は本当の意味で親の庇護の元を離れる時がやって来ます。自分自身の能力が査定されますし、この時点で他者から価値観を求められます。

自分自身の肩に責任がふりかかってきたとき、あるいは火の粉をふり払わなければならなくなったとき、それに対処できる力を持っているかどうかです。この力がない場合、心身の緊張からノイローゼになったり、アトピーが出たり、もっとひどい場合は自殺してしまったりという事態に陥ることもあります。

結婚生活ということになると、まったく初めての経験ばかりです。愛し合った男女が互いに助け合って生活していくという一面がありますが、違った面から見てみると、生い立ちも性格も生活習慣も違う男女が一緒になって、人間と人間として真にぶつかり合うということですから、お互いに太い幹を持っていないと、ここでもパニックを起こしてノイローゼになってしまいます。

また、育児についても同様のことが言えます。育児ノイローゼはその典型ですが、自分自身がしっかりしていないと何も解決することはできません。老い、病気、死に至っては、第三者に助けを求めても誰も手を差し伸べてはくれません。

それに立ち向かっていくには、子供の頃からいろんな経験をして失敗を繰り返していく中で、工夫をして失敗を克服する力を養っていることが必要です。子供どうしでケンカをして殴られたら、今度は負けない方法を考えるとか、とにかく失敗したら次の方法を考える、工夫する、そうすることによって人間として幅がうんと広がっていきます。

人間というのは成功ばかりではありませんから、いろんな挑戦をしていく中で、失敗して培ったことが輝いてきます。人生においてふりかかってくる避けて通れない事態への対処の方法を見出したり、ストレスに押しつぶされない自分をつくることができていきます。

既成観念にとらわれない

一八〇〇年代の後半から一九〇〇年代の前半に生きたドイツ人の地理学者で、アルフレッド・ウェゲナーという人がいます。この人は世界地図を見ていて、南アメリカ大陸の東海岸線と大西洋をはさんだアフリカ大陸の西海岸線が、ジグソーパズルのように見えることに気づきました。この二つの大陸がかつては一つであったのではないかという発想を持って学会で発表しましたが、嘲笑《あざわら》う声ばかりでした。この発想が後に大陸移動説として証明されていきますが、ウェゲナーが生きている間は非難の嵐でした。

しかし一〇〇年後に見直され、今日ではプレートテクトニクス理論として科学の常識になり、地球と生命の歴史、生命の誕生とその進化のメカニズムの解明への大きな土台となっています。地球を知る、地震の予知をする、人類の未来を担うという大役を果たしてくれるに違いありません。

また、それより以前、一五〇〇年代の後半から一六〇〇年代の前半に生きたイタリアの天文学者、ガリレオ・ガリレイにも同じような不運が起こっています。彼は中世キリスト教社会の不動の考えである天動説に対し、彼自身の科学的観測にもとづいて、地球が太陽の周りを回っているのだとの地動説を発表しましたが、教会にとらわれの身となってしまいました。

このように新しい普遍的な原理を発見していても、人間は既成観念にしばられて物事の本質が見えなくなっていますから、第三者からは変人扱いされていきます。私たちはここから出発して、考え方を改めていく必要がありそうです。既成観念に左右されている自分自身を自覚して、その枠を取りはずし真理を追求していけたら、いかなる問題や悩みについても幅広い対応ができていくと思います。それは自分自身が生かされていくことでもあります。

3 人生を左右する生い立ち

ある時、生後七カ月のアトピー性皮膚炎の赤ちゃんを連れたお母さんが来院されました。アトピーにも原因と経過と結果、そして対処の方法がありますから、「薬で皮膚にできているアトピーが治ったとしても喜んでいられませんよ。原因を取り除いてあげないと、この子が成長して受験や就職の時にまた出てきますよ」というお話と、育児についてのアドバイスをさせていただきました。

赤ちゃんを見ていますと、生後六カ月前後から大きく成長していきます。それまでじっと仰向けに寝ていたのが、寝返りを始めてだんだんと上手になっていきます。夜泣きもこの頃から始まります。寝返りする時、赤ちゃんの手が下敷きになっているからといって親が助けると、寝返りするタイミングや、筋肉や関節の発育を妨げることになりますから、手出しはしないことです。

その次に腹ばいになってハイハイするようになり、自由に身体を動かし始めます。そうするといろんな物を手にとって興味を示し、なめ回します。これは人間の本能で、自分の五感でその感触を確かめています。

この時に親が、汚いからといってなめるのをやめさせたり、ハイハイして落ちそうになると危ないからといって手を貸すと、身体的な能力が育たなくなります。そうすると赤ちゃんは興味のあることができなくなるのでストレスがたまり、夜泣きの最大の原因となります。

このストレスがアトピーの原因にもなりますから、「赤ちゃんがやりたいことはどんどんやらせなさい。少々汚いものでも身体に害のあるもの以外はなめさせてあげなさい」と、先ほどのお母さんにアドバイスしました。自由にさせることによって五感が育っていきますし、それが赤ちゃんにとって楽しいことでもありますから。

寝返り、ハイハイを始める生後六カ月から一年くらいの間は、人間としての身体的、精神的な感覚の基礎が形成されるとても大切な時期です。いっしょうけんめいハイハイをして物を取ろうとしているのに、もうその前に赤ちゃんに渡してしまったら、自分自身が行動して納得してつかみ取るという貴重な経験を奪うことになります。

初めての赤ちゃんでしたら、親は育児に不慣れで不安がいっぱいです。何でも先々と安全な状態を作ってしまって、赤ちゃんが五感で感じる、また失敗するという自由を奪うことになってしまいます。それが五感や直感力の欠如を招き、運動機能の低下、姿勢が悪い、内臓の動きが悪いといったこととも関係してきます。

小学校の低学年になると、たいていの子供に、目、耳、鼻などの疾患が出てきます。この場合も、赤ちゃんの頃に行動の自由を束縛して失敗する機会を充分与えていないことが原因となっていることがあります。失敗するということは、それを克服していく力を身につけていくということですから、この過程を経ていない子供はひ弱に育ちます。

親がこれを自覚するのは、子供が四、五歳になって保育園や幼稚園に入園する時です。ここで他の子供との比較が出てきますから、走りが速いとか、機転がきくとか、いじめられるとかの形が見えてきます。集団生活に入ると、弱い子供は必ずいじめられます。これは残念ですが事実です。

いじめる子、いじめられる子、どちらか一方が悪いというのではなく、人間は一人一人がうまく自分自身を表現できて、身体的にも精神的にも強くなる必要があります。いじめをなくすポイントは、子供自身が強くなることです。初孫だからと言って、おじいちゃん、おばあちゃんに甘やかされて育った子供は、たいていここで初めて挫折を味わうことになります。

赤ちゃんの時から、自分自身の失敗によって頭を打ち、その痛みを克服する工夫を繰り返していたら、集団生活に入っていじめを受けてもそれを何とかしようと工夫します。その時が人間として最も心が湧き立ち、輝く時でもあります。

先ほどもお話ししましたが、子供には失敗するという大いなる自由を与える、そして親は静かに見守り、間違っていればきっちりと叱るということを身につけていかなければなりません。家事の手伝い、しつけ、適度な競争心、これらを確実に子供に伝承していくことが、今後の人生に大きな意味を持ってきます。

4　ガン告知、受け入れる人とあきらめる人

第六章では介護されずに元気に生きることについて考えてきましたが、人間はやがて死を迎えることになります。死の原因はさまざまですが、多くの人がガンに犯され苦しんで亡くなっておられます。ターミナルケアを多く手がけホスピスを開設された医師、柏木哲夫氏が、末期ガンの患者さんの心理をわかりやすく分析されていますので、著書『死を看取る医学――ホスピスの現場から――』を引用させていただきながらお話していきます。

精神状態は非常に複雑です。末期ガンを告知されていない場合、医師から、

「病気ですよ、調子悪いですよ。でも根気よく治療していきましょうね」

と言われたとします。すると患者さんは一般的に希望を抱き、医師の指示に従っていれば良くなると信じます。

ところが末期ガンの場合、だんだんと悪化していきます。症状が取れません。すると患者さんは「どうなっているんだろう、おかしいなぁ」という疑念が生じます。次に「これで大丈夫かな」という不安に襲われます。ここで自分の病気について尋ねる人と尋ねない

人が出てきます。前者が二〇パーセント、後者が八〇パーセント、ほとんどの人が尋ねることに躊躇《ちゅうちょ》し、どうしたらいいのだろうと悩むそうです。

躊躇する理由は、最も多いのが、ガンと言われて真実を知るのが怖いということです。次は、自分は絶対にガンではない。だから聞く必要もないし、やはり怖いから否定して聞かないでおこう。三番目は、もうちょっと待ってみよう、様子を見てみようという自制の念です。四番目は、医師も看護師さんもがんばってくれているので、これ以上聞くのは遠慮しておこうという気持ちです。

しかし症状は良くなりませんから、不信感を持ちます。この医師にかかっていて大丈夫だろうか、という思いから聞けない人も出てきます。また逆に、ガンの患者さんが家族にも周囲にもいたわりの気持ちから聞けないというケースもあります。家族もまた本当の話ができないことがよくあります。そのうち症状はさらに悪化し、疑念や不安にとらわれていく患者さんを見るのは家族もたいへんつらいものです。残された生活を大切にしてもらうためにも本人に告知した方が良いと思いますが、個々の方針がありますから難しい問題です。

告知した場合、患者さんは必ず一時的にうつ状態になり沈み込みます。そのあとは沈み込んだ人生そのものを受け入れる人と、あきらめる人とがあります。受け入れることのできる人の場合は、あとに残される人間とのつながり、精神的な交流を持った状態で死を迎えますから、周囲や看取った人々の心が澄んだ感じで見送ることができます。

ところが、あきらめてだれに言っても仕方がないという人の場合は、周囲との人間関係がぷっつり切れて心の交流ができない状態になります。そうすると残された人の心には濁りが出てきます。もっとできることがあったのではないかという心の重荷を周囲の人たちは背負うことになってしまいます。

ですからガンを受容できるような患者さんであれば、死んでいく本人も残される人にとってもありがたいことだと思います。自分自身も心おきなくあの世へ行けるし、また周囲の人たちも心が澄んで、「ああ、よかったなあ」という思いで見送ることができます。私たちも受容能力のある人間となって、一度きりの死を迎えたいと願わずにはおれません。

なおかつ死んだ人は、残された人間にとっての大きな生きる支えにもなっていきます。

では、受容能力のある人とはいったいどのような人を言うのか見ていくことにしましょう。

一、自立的な生き方ができている人、しっかりした人

二、向上心が高い人、いつも物事を客観的に見ている人
三、覚悟ができている人、がまん強い人
四、自分を見つめることのできる冷静な人
五、親子関係をつなぐ感覚を持っている人
六、人の死を受け入れる経験がおおいにある人
七、信仰心があって「死後の世界」という観念を持っている人

一般的にこのような人が受容能力を持てると言われていますが、果たしてあなた自身はいかかでしょうか。

現在の自分があるのは両親のお陰であり、子供や孫のために働き生活することによって自分の存在があるという考えで親子関係をつなぐことができていれば、肉親の死を経験するということが自分の死を受容するということにつながっていきます。

自分の死は経験できないけれども、人の死を受け入れて全体を見て伝承していくことができたなら、ガンの告知をどうすべきかという答えもおのずと出てくるように思います。

5　死を迎えるとき

家族や親しい人たちに看取られて、できれば病院ではなく住み慣れたわが家で安らかな死を迎えたい――。私たちの身に必ず訪れる死に対してどのような状況を望んでいるのか考えたとき、ほとんどの人がこのように自宅で看取られて死ぬことを願っています。それにもかかわらず実際の死は、病院での機械化された装置の病室の中での死となってしまっています。

自宅で死を看取るというのはつきつめて考えていくと、死にゆく人が不安なく納得していけるということであると思います。また送る人は後悔の念なく、その後の人生においてその人との精神的な交流を持ちながら、心の支え、生きる糧《かて》となって今後の生活をおくることができていきます。これが理想的な死であると思いますがいかがでしょうか。

しかし、これは非常に難しい問題ですが、立ち向かっていかなければならない事柄でもあります。そしてこの理想を私たちの手で実現していかなくてはなりません。この問題はやろうと思っても難しいからやめておこうというのではなく、私たちが生きている証《あかし》として持てる能力を最大限に発揮し、ぶつかっていってほしいものです。

そのことが、今の日本人の生きているのやらいないのやらという無気力な閉塞感から脱却するヒントにもなっていると思います。人類が蓄積した文明によって効率のよい生産ができるようになったわけですが、全体的な生活感覚というものがなくなって、多くの弊害を起こしています。また、私たちの生や死に対しても深いかかわりを持っています。このことは第一章の「文明社会がもたらす弊害」でくわしくお話ししましたのでここでは割愛しておきます。

では、私たちがいま置かれている状況から生と死ということをどのようにとらえたらよいのか、生物的背景、社会的背景という二つの視点から見ていくことにしましょう。

・生物的背景

人間は必ず死んでいきますが、ほとんどだれもこの準備ができません。起こるか起こらないかわからないビルの防火訓練はあっても、必ず起こる折り紙つきの死に対しての訓練がないというのが不思議なくらいです。そして死は一度しか経験できません。この現実を時として私たちは忘れてしまっています。

死の経験なくして死を迎えなければならない、これはどういうことかと言うと、そこで何が起こるのか、どこの世界に行くのか、経験していないことへの大きな不安がのしかかってきます。死は怖くてしかたのないものです。

このような生物的背景があることを分かっていただきたいと思います。車に乗っていてだれしも事故にあう可能性があるのに、自分だけは大丈夫と思ってしまうのと同じで、自分だけは死なないような感覚になってしまいます。最も本質的なことを忘れがちなのが人間です。

・社会的背景

文明が発達し、よりよい生活を求めたために社会は細分化されていきました。いろんな職業ができた結果、一人の人間が全体を見たり経験したりできなくなっています。

面白いと笑ってもいられない話ですが、「お味噌はどうしてできるの」と小さい子供に聞いたら、「スーパーで売っている」という表現しかできませんでした。そこには食材が味噌になっていく過程や働く人たちの姿が浮かんできません。

原因と経過と結果が理解できなかったら、物事をどう対処してよいのか分からないのは当然のことです。それが死というものにも及んでいるわけです。家庭での死から病院での死になっていったため、身近で死というものが感じられなくなってしまいました。このような社会的背景があります。

今の私たちは、家族の死を全体的に経験できない状況で自分の死を迎えるわけですから、死そのものへの準備とか心がけというものが感じ取れなくなっています。死というものの全体を感覚的にとらえることができず、不安が増すばかりで具体的に考えることもできません。そしてすべてが病院まかせで、全部見てくれますから非常に楽ですが、ここに大きな落とし穴があります。

今度は自分が死ぬ時も人まかせになります。ここには、死というものが抱える一番大切なものが伝わってきません。多くの人が自宅で肉親たちに看取られながら死んでいきたいと思っているにもかかわらず、逆の方向にむかっていることになります。こういう社会はおかしいわけですから、理想の死を迎えるためにもう一度、生と死について考え直す必要があります。

6　自宅で死を看取る幸せ

孫、ひ孫を含めて家族一六人に見守られ、自宅で安らかに眠るように亡くなられたおばあちゃんがおられます。娘さんたちが添い寝をして身体を温めてあげている時、旅立っていかれました。優しくほおずりする子、足をマッサージする子、家族の心が一つになって、「おばあちゃん、おばあちゃん」と言って泣きながら、やがて最期の時を迎えます。

私はいろんな死を看取ってきましたが、最高の顔で、心おきなく旅立たれたと感じました。その後は、淋しさや悲しさの中にも、家族で看取ることができた充実感と安堵感に包まれていました。

亡くなられてからは、まだ身体が温かく硬直を起こさないうちに家族みんなでおばあちゃんをお風呂に入れて身を清め、正装、薄化粧して合掌させてあげました。これは副院長の助言とリードによるものでしたが、普通はなかなかここまでできないと思います。看取る側、看取られる側の心のケアも含めて治療させていただけたこと、また家族が一体となれたことでこのような結果が生まれました。

おばあちゃんは胆管ガンの末期で、手術の日程も決まっていましたが、手術が成功しても余命一年と診断されていました。娘さんご夫婦は私の所へ相談に来られていましたから、病気の内容と身体の状態を調べていくと、肝臓を半分以上摘出してもガン病巣を完全に切除することが難しいといわれている大手術でした。手術後はベッドで寝たきりということも予測できましたから、手術はやめて〈たまご療法〉での治療を受けながら余生を楽しく送った方がいいとアドバイスさせていただきました。

いろんな要素がからみ合って手術という決定がなされたわけですから、これを覆すのはたいへんなことです。私と副院長が病院の院長と担当医に会い、最期は「先生、もしあなたのお母さんだったらという思いで考えてみて下さい」とお願いしました。

その結果、頃合いを見計らって退院するということになり、自宅に戻られてからは私が内臓調整させていただいた結果、七十七歳の喜寿のお祝いをしてもらい、三度も旅行ができて、残された人生を楽しんでおられました。

退院後の最初の旅行は周囲も不安で、私と副院長にどうしても付き添って欲しいということでした。しかしその日は私にとって三十年ぶりの中学校の同窓会が開かれる日で、とても楽しみにしていましたので、旅行はお断わりすることにしました。けれどもご家族は不安で不安でたまらなく、そのお気持ちがよく伝わってきましたので、三十年ぶりの同窓会は欠席することになりました。

これはおばあちゃんにとって最高の宝物で、〈たまご理論〉の「人間は楽しむべき存在である」ということを身をもって実践されました。しかし、おばあちゃんの末期ガンは現実です。段々と調子をくずして入院することになりました。

病院でのおばあちゃんは、身体のあちこちにチューブを入れて点滴を受けていました。家族は、「日増しに悪くなっていくようで」と心配し、おばあちゃんも自宅へ帰りたがっておられましたから、私は退院を勧めていました。自宅に戻ってからはすべてを私に任せたいと言われましたので、本人や家族の不安を取り除くこと、また総合病院と近くの医院、すべての良い所を取り入れてネットワークを作っていきました。

肺に水が溜まったら総合病院で水を抜いて楽にしてもらい、輸血にも応じられるよう協力体制を整え、近くの医院には毎日の往診を頼みました。私たちは家族に対して、これから死を迎えるまでどういう流れになっていくのかを説明し、対処の方法を指導しました。

人間というのは全体を把握できていませんと、何か症状が出てくると不安でいっぱいになります。胆管ガンの場合、胆汁が流れなくなって黄疸《おうだん》になり、食道静脈瘤が破裂することがありますが、担当医に確かめると患者さんには食道静脈瘤はないとのことでしたので、吐血の心配はまずないだろうという情報を家族にお話しました。たとえ出血しても総合病院に受け入れ体制を作ってあることなど一つ一つ不安材料を減らしていきました。

ガンの痛みは非常に強烈ですから、アスピリンのような弱い鎮痛剤から始まって、やがてモルヒネで痛みをコントロールしていきます。ところが次はこの副作用が出てきます。たとえば、眠りこけてしまうとか、理解力がなくなって意志の疎通ができなくなる、衰弱する、尿が出にくくなる、うわごとを言うといったことですが、どの程度この薬を飲むのか、どこでやめればいいのかという判断は家族にはできません。

これで薬の役目は終わった、これ以上飲んだら死を早めるだけで心の交流ができなくなってしまう、という判断は私にまかせてもらい、内臓調整を強化させていきました。足に浮腫がおきて丸太のようになっていますから、浮いた滲出液《しんしゅつ》を心臓の方へ流してやるための中心性マッサージをして足を楽にしてあげます。

また、頭寒足熱の原理を応用して、頭を冷やしたり足を温めたり、家族みんなの力でできる限りのことをしました。そんな中で、おばあちゃんや家族の不安はだんだんと減っていき、気持ちが一つになっていきます。おばあちゃんが好きなイチジクを私の家の裏庭から採って持って行くと、娘さんはその果汁でおばあちゃんの唇を湿らせてあげました。

私はそれまでにも幾度となく、熟した新鮮なイチジクを昼の往診のときに持って行ってあげようと、朝採りに行くといつもヒヨドリにさらわれていたので、今度こそはと夜のうちに熟したものを採っておいたりしました。

家族からは何度も早朝に電話がかかり、私はそのたびにかけつけましたが、全面的に私を信頼してくださったこと、アドバイスを真剣に聞いてくださったこと、ネットワーク作りができたこと、すべてがうまくいったお陰で良い看取りができたと思います。

おばあちゃんの死は、子供（娘さん）、孫、ひ孫と三代にわたって伝承され、この体験がいずれ必ず生かされるときがきます。自宅で死を看取ることができたという達成感、満足感は、今後この家族にとって大きな生きるパワーとなっていくことでしょう。私はそれを確信しています。

明るい表情

何とも明るい病院である。だれも病人にみえない。受付のお嬢さんも、治療に当たられる先生も、来院の患者さんも、同じように明るい表情で、元気そうである。

そんなはずはない。多かれ少なかれ、難病といえるものをかかえて、患者さんはこの病院を訪ねてきておられる。何十年という苦痛に泣いてきたひと。国家から治らない病気ですと保障されている「難病指定」のひと。現につらい症状があっても、どこの病院でも原因はわかりませんとつっぱねられてきたひと。中には、大病院であといくばくの命ですと暗に告げられてきたひともあるのではないか。

ひとりひとり尋ねてみれば、たいへんな病気をかかえて来ておられる。なのに、だれも病人に見えないのが不思議である。

この明るい病院に来ると、どの病人さんも、早々に病人特有のくらい表情を失うのではないか。それも無理をしてではない。現に治療がはじまり、「内臓調整」が進み始めると、身体の症状が目に見えて全体として変わってくるのが自覚されてくる。自分のからだに、いままでなかったことがおこっている。命の感覚がちがう。長い間、忘れていた健やかな身体のありかたがよみがえる。

英語で言えば“pleasant”つまり「心地よく、楽しい」感覚がよみがえる。だれもがおのずと明るい表情になっている。永いあいだ足が痛くて杖なくして歩けなかったお年寄りが、ある日のこと、「杖をわすれた」といってＪＲの八尾駅からまた引き返してこられて、だれもが大笑い。何とも明るい病院である。

第八章　〈たまご療法〉の驚異的な内臓の活性化

——健康をとり戻し社会復帰を果たした人々

1　クローン病（平成十三年十一月十日・上はたまごホール月例症例報告会の日附。以下同じ）

クローン病は、原因不明のため現代西洋医学では治療法がなく、厚生労働省が特定疾患に指定している難病の一つです。口のまわりから肛門まで消化管に炎症を起こし、腸の至る所に潰瘍ができる慢性疾患で、十代、二十代の若者に多く見られます。

Aさんは高校生の時からクローン病を発病し、この病気の三大症状である激しい腹痛、下痢、発熱のほか食欲不振、貧血などに悩まされ続けてきました。そのたびに入退院を繰り返し、留年を余儀なくされ、社会人になってからは腸閉塞を起こして、緊急手術によって命をとりとめました。

一九九七年に初めて来院されましたが、〈たまご療法〉による内臓調整を主に、自律神経、循環、呼吸、免疫力、力学的安定、生化学的調整で、Aさんの症状はやわらいできました。治療法がなく治らないと言われている難病が良くなって、社会復帰され、今後の人生の展望が開けるようになりました。これはひじょうに大事なことだと思います。

高度経済成長時代以降、特に食事の欧米化が進み油分の多い食品を食べるようになったこと、電化製品の発達で冷たい保存のきく化学物質の多い食品を食べるようになったこと、このような食生活の変化が、今回の病気を併発する要因の一つになっています。

腸の粘膜を弱らせる食生活と言ってもいいと思います。Aさんの食べ方は過食で早食い、そして冷たい物をたくさん飲んでいました。人間の体内温度は三十七度くらいでこのとき最も内臓が活発に働くように作られていますから、冷たい物は禁物です。

睡眠不足もまた、病気を誘発する要因となります。人間の細胞は全部で六十兆個あって、毎日一兆個の細胞が寝ている間に代謝していくと言われていますから、Aさんの病気が日常生活と関係していることが分かってきます。

Aさんがクローン病に苦しみながらどのように成長していかれたのか、また内臓調整と日常生活処方でどのように良くなっていかれたのか、勇気を持って発表されていますので紹介していきたいと思います。

病気の背景、病名は違っても、私たちはみな同じ人間です。病気になる素《もと》はほとんどいっしょで、病気がどこに出るかによって病名が違ってくるだけですから、私たちがいつ、どんな病気になっても不思議ではありません。この章ではいろんな人の症例を紹介していますから、それぞれの方の体験を通して自分の病気の予防法を見出していただければと思います。

●A・Hさん（三十二歳　男性）の生活歴・病歴と〈たまご療法〉による治効

一九七〇年（出生）　生後五カ月で腸重積になり圧力浣腸の救急処置を受ける。医師から「命びろいした」と言われる。

一九七六年（六歳）　小学校一年生の時、数カ月間にわたって受け口の矯正をする。

一九七八年（八歳）　この頃、蓄膿症になり治療を受ける。

一九七九年（九歳）　スポーツが得意で、小学校三年生で地域の少年野球チームに入る。早食い、大食いの習慣がつき、菓子、炭酸飲料、油っこいものを多くとるようになる。

一九八二年（十二歳）　中学校に入った頃から肥満になり、食欲旺盛で食べ物に異常なほどの執着心を持つ。快便・快眠で病気らしい病気はないが、時々歯茎やほっぺたの内側に口内炎ができ、爪がゆがみ始める。勉強が好きで学校に行くのが楽しく、陸上で砲丸投げをする。

一九八六年（十五歳）　高校に進学。進学校では優秀な生徒ばかりで、はじめて勉強のカべにぶち当たる。高校に入るまではクラスの中心的存在であったが、自分より優れている人と出会い初めて敗北感を味わう。野球部に入りレギュラーとなる。

高校一年の秋、身体に変化が起こる。身体が思うように前に進まず、クラブ活動の練習についていけなくなる。食欲旺盛でも体重が十キロ減少。口内炎が舌のあちこちにできる。

翌年早々、右の臀部がガリガリにやせ、椅子に座っても寝ても痛くなり、そのうちくしゃみ、咳で痛みを感じるようになり、次第にしゃべっても笑っても痛い状態になる。市民病院でのレントゲンで異常なし、座骨神経痛と診断される。

そのうち臀部が腫れあがり、自力で歩けなくなって外科の診断を受ける。応急処置で大量の血と膿を出す。痔ろうとの診断。

二年生になる前の春休みに入院、手術。退院後も傷口が治らず、じくじくと臭い膿が出る。

一九八七年（十六歳）　高校二年のクラス替えで友達ができず、身体の不調でクラブ活動もできないため傷心の毎日を過ごす。四月下旬、身体に決定的な変化が現れて入院。口中の至る処に口内炎ができ、激しい下痢で体重が五十三キロにまで急激に減り、悪寒と三十九度の高熱が続く。

検査の結果、急性腸炎と診断され、約二週間で退院する。

五月中旬、退院から二週間もたたないうちに、口内炎、下痢、腹痛、四十度の高熱で再入院。単なる急性腸炎でないとの主治医の判断で、小腸二重造影、大腸ファイバーの苦しい検査を受けるが、なかなか結果が知らされずガンの疑いを持ち始める。この頃から死を意識するようになる。

二学期から再び通学するが、九月下旬にクローン病で再々入院。この病気の恐ろしさを身をもって感じる。勉強の遅れに対するいらだち、不安がつのる。約三カ月後に退院。

三学期から再び通学。入院中に独学で勉強していたので、テストで平均点以上をとるが留年が決まる。

一九八八年（十七歳）　二回目の二年生。いつも一人ぼっちで、留年がばれるとバカにされ、いじめられるのではないかといつもびくびくする。

一九九四年（二十三歳）　大学を卒業し、就職する。病気のことは聞かれなかったので公表せず。この頃から食欲はあるのに体重が減少し、げっそりとやせていく。

一九九六年（二十五歳）　社会人二年目を迎えた頃から、通勤ラッシュに耐えられなくなっていく。仕事中に、腹痛、下痢、冷汗などで顔面蒼白となって倒れ込み、近くの病院へ運ばれる。

腸閉塞で危険な状態のため市民病院へ緊急入院。約一カ月後、体力の回復を待って手術する。約三週間で退院。

退院後も体調はすぐれず、意欲が減退する。通勤はタクシーか、早めに家を出てラッシュになる前の電車を利用。

一九九七年（二十七歳）四月、〈たまご療法〉を知る上司と出会い、受診を勧められる。六月、初めて〈たまご療法〉での診察を受ける。その後、内臓調整と日常生活処方を続けた結果、症状が次のように改善される。
○腹痛や血便、ひどい下痢の症状がなくなった。
○流動食や絶食は一切不要となり、食事が毎日おいしくいただけるようになった。
○青白かった顔色が良くなり、人間らしい顔になった。
○腹部をかばっていたため背中が曲がっていたが、背筋が伸びて身長が二センチ伸びた。
○血液循環が良くなって氷のように冷たかった指先があたたかくなり、爪がピンク色になった。

○薄かった髪の毛が太くなった。
○発熱しなくなって悪寒で苦しむことがなくなった。
○免疫力がつき、かぜで苦しむことがなくなった。
○貧血症状が改善され、立ちくらみ、ふらつきがなくなった。
○内臓調整を始めて七カ月後、腸の炎症を示すＣＲＰが三・八↓〇・三二、白血球が一四九↓八二と、ほぼ正常値になった。
○潰瘍性大腸炎剤ペンタサを中止、プレドニン最大八錠から一錠に減らすことができた。現在⅓錠。
○身体の不調で仕事を休むことや、入院することがいっさいなくなった。

・本人談

私が石垣先生を訪ねて驚いたのは、「良くなるから安心しなさい」とおっしゃっていただいたことです。今までそんなことを言われたことはなかったし、私自身もあきらめていました。しかし、その言葉は嘘ではありませんでした。

初めて内臓調整を受けた後、貧血で真っ青だった顔に赤味がさし、今まで冷たく氷のようだった指先や身体がぽかぽかしてきたのです。そして先生に言われたとおり、家では〈たまご理論〉にもとづく日常生活処方を実行し、毎日継続していった結果、確実に自分の身体に変化が現れてきました。

これまで何度も病気に負けて苦しい思いをするたびに、病気を憎んで恨みました。しかし家族、とりわけ両親はいつもやさしかった。高校二年の九月、クローン病で再々入院した私は、進級できるのかとても不安でイライラしていました。そんな不安をやわらげてくれたのは家族で、特に母親は毎日会いにきてくれ、母親に甘えることで気持ちが楽になっていきました。

留年が決まって二度目の高二の時、母親は何度も何度も私の身体をさすり、「代わってあげたい、どうしてこんなに弱く産んでしまったのだろう」と自分を責めていました。ずっとあとのことですが、私は両親に手紙を書いたことがあります。

「僕はこの病気になったことで、両親を恨んだことは一度もありません。産んでくれたことに感謝しています」。このような内容だったと思います。そしてこれが私の本心です。

肉体的にも精神的にも良い結果が出せたのは、院長、副院長の治療や健康講座、カウンセリング等のおかげであり、スタッフの方々や親睦会などで交流ができた患者さん、先生を紹介してくださった上司、私を支えてくれる家族のおかげであると、心から感謝しています。

2 「網膜剥離」手術後の視力喪失、アトピー、虚弱体質、失体感症

（平成十三年六月九日報告）

生まれた時から身体が弱かったIさんは、四歳の時に心室中隔欠損という心臓疾患の手術を受け、二十八歳の時にアトピー性の網膜剥離の手術を受けて、左目の失明をまぬがれました。

しかし視力は回復せず、初めて来院された時は左〇・〇一、右〇・一でした。左目は真っ白い状態で物が見えず、歩くのもこわくて日常生活ができませんでした。その他にもたくさんの病気を抱え、この時のIさんは土壇場に追い詰められていました。

一九九八年七月、彼女が二十九歳の時に〈たまご療法〉による治療がスタートしました。

内臓調整を主に、自律神経、血液循環、呼吸、免疫力、力学的安定、生化学的調整を加え、日常生活処方を指導していきました。その結果、五ヵ月後に左目の視力は〇・〇三になり、二〇〇〇年八月には左〇・七、右一・二にまで回復し、何の支障もなく普通に生活ができるようになりました。

その他、子供の頃からの心電図の異常が正常に、また生理不順もなくなり、アトピー性皮膚炎はきれいに消えていきました。身体の感覚が感じ取れなくなることを心療内科の用語で「失体感症」と言いますが、肩が凝る、適量を食べるといった感覚が感じ取れるようになって、身体の防御反応も正常になっていきました。

Iさんの病気の症状は、次にあるように多くのことを私たちに教えてくれています。

○内臓の働きと身体の歪み

○排泄（大小便、汗、呼吸、生理など）と身体の代謝、あるいは健康の状態との関係

○失体感症と身体の感覚（食欲、便通、肩や筋肉の凝りなど）

生まれつき内臓の弱い人は身体の歪みがきつく、顔の平衡を保つために頸椎に大きな負担がかかり、長年の積み重ねによってあらゆる病気の原因を作っていきます。

Iさんは十八歳の時、食欲が旺盛になり健康になったと喜んでいましたが、もともと消

化管の運動機能が弱く、たくさん食べたら消化管が動かなくなりますから、便秘で苦しむようになりました。そして腸内の異常発酵で毒素の一つであるヒスタミンが大量に出て、肝臓でじゅうぶんな解毒ができず全身に毒素が回り、その結果が一番出やすい皮膚上にアレルギーとして出ていき、またあかぎれが年中出るようになっていきます。

このような経路で病気の症状を作っていきました。もしここで内臓調整をして身体の感覚を取り戻していたら、大きな病気にならなかったでしょう。身体の感覚が分かるということは、ひじょうに大切なことです。

今、Iさんは失体感症を克服していますから、さらに詳しく私の理論を理解して健康であり続けるよう努力してください。それが、身体の弱い子供を産んだ両親への一番の親孝行になりますから。

●I・Uさん（三十三歳　女性）の病歴と〈たまご療法〉による治効

一九六九年（出生）　産声が弱く、授乳してもすぐに吐く。生後一ヵ月で心臓疾患との診断。皮膚のかゆみ、便秘、よく風邪をひく。

一九七三年（四歳）　心室中隔欠損で手術（四ヵ月間の入院）。

小学校時代は病院通いが多く、脚が痛い、だるい、夜眠れずに泣く、よくこけるなどで、遠足や運動会のとき特にひどくなる。

汗をかかないがあせもや湿疹ができる、直射日光にあたると皮膚が真っ赤にはれる、プールの水にかぶれる、給食を食べるのがしんどい、細いのにお腹だけがぽこっと出ているなど。

一九八二年（十三歳）　中学生になって生理が始まる。脚のだるさ、皮膚がだいぶ良くなり、普通に食べられ少し太る。

心電図ではいつも異常。コーラス、吹奏楽、スポーツ等のクラブ活動を禁止される。体育は内容により見学。それ以外は普通に生活できるようになる。

一九八七年（十八歳）　男の子よりよく食べられるようになって健康になったと思い、うれしかった。しかし一方で便秘、年中あかぎれが出るようになる。

一九九〇年（二十一歳）　高校卒業後二年間専門学校へ通い、この年に就職。

目の悪さを自覚する。じっと目を据えて見られない、カメラのフラッシュに目をつぶる、パソコンやワープロの仕事がつらい、人の顔を見て話すのがつらい、物を見る時は右目だけで左目は自然と閉じるなどの症状あり。

目の疲れ、手のひび割れはあったが、身体が疲れているという自覚なし。

一九九二年（二十三歳）　生理が止まるが、検査では異常なし。半年に一度ピルを服用して生理を起こす。

自律神経失調症と診断される。脚の異様なだるさ、不眠症、手足のあかぎれやひび割れがひどくなり歩行困難。

休み〳〵仕事をするようになる。

一九九五年（二十六歳）　アトピー性皮膚炎と診断される。

一九九六年（二十七歳）　産婦人科医の勧めで漢方薬を飲み、不規則だが生理がくるようになる。

一九九七年（二十八歳）　目に飛蚊症が出始め、急に物が見えなくなる。

両眼ともアトピー性白内障になる。左は網膜剝離と診断され、緊急手術を受ける。手術は成功したものの左の視力は回復せず〇・〇一。

仕事を辞め、右目も悪くなるのかと今後のことが不安になる。

一九九八年（二十九歳）　初めて〈たまご療法〉を受け、内臓調整と日常生活処方を始めて以来、二〇〇一年（三十二歳）までに次のような回復を遂げていった。

病　名	治療前の症状（初診時）	治療後の結果
左・網膜剥離 左右・白内障	視力　左〇・〇一　右〇・一 生活ができない	視力　左〇・七　右一・二 普通に生活できる
生理不順	不定期（漢方薬服用）	二十八日型で定期的（漢方薬なし）
アトピー性皮膚炎	手足の荒れ深く、大きな切れ傷	解消
不眠症	寝つきが悪く、こま切れな睡眠	ぐっすり良く眠れる
心臓障害	少し急ぐと呼吸困難。心電図異常	解消。二〇〇一年六月、心電図正常
神経症	不安感	解消
変形性脊椎症	猫背、頸部に痛み。股関節過可動性	解消。身長一・五センチ伸びる
消化器の機能不全	便秘（約一週間）	解消。不要なものは下痢するようになる
失体感症	身体の感覚が分からない 頸部、肩の凝りが分からない よく食べる	疲れを疲れとして感じるようになる 頸部、肩のこりが分かるようになる 少し食べて満足できる

・本人談

網膜剝離の手術後、「あなたの視力は回復の見込みなし」と私は主治医から聞かされていました。石垣院長に初めてお会いした時は、目と内臓の関係について何一つ理解できていませんでしたし、視力が回復することへの期待感はほとんどありませんでした。

しかし今は、普通の人と同じように生活を楽しむことができるようになって、〈たまご療法〉の素晴らしさを実感しています。目の治療でお世話になったのをきっかけに、十五年近くも悩んだ手足のアトピー、原因が分からず五年間も止まっていた生理など、内臓調整をしていただくうちに良くなっていきました。

内臓調整によって、細かいことをあげればきりがないほど、私の身体が変わっていきました。身体の弱かった私はこれまで、心臓外科、内科、婦人科、眼科、皮膚科などいろんな病院で診ていただきましたが、根本的には良くなりませんでした。今は石垣院長の治療と、日々の注意や過ごし方のアドバイスによってすべてを良くしていただき、楽しい毎日が送れるようになりました。

また、副院長には治療から少し離れた心のケア、プライベートな面での相談にも乗っていただき、お二人に深く感謝しております。

3　転移性の「多発性肺ガン」（平成十四年二月九日報告）

抗ガン剤やインターフェロン療法で、果たしてガンが治るのか。あるいは病状の進行を遅らせたり、症状をやわらげることができるのか。また、副作用の苦しい日々を犠牲にするだけの効果が得られるのか。これはひじょうに深刻な問題として私たちの身にふりかかったとき、厳しい選択を迫られていきます。

Yさんの場合、四十二歳のとき腎臓ガンの手術を受け、抗ガン剤とインターフェロンを打っていたにもかかわらず、四年後に肺に転移し、多発性肺ガンと診断されました。このガンでは手術、放射線療法ができないこともあって、再び抗ガン剤とインターフェロンの日々に逆もどりして、会社も休むほどの激しい副作用に苦しめられていました。

そんな時に初めて来院され、内臓調整と〈たまご理論〉にもとづく日常生活処方が始まりました。その経過については、ご本人の言葉でこのあとに紹介しているとおりです。

Yさんはインターフェロンの副作用を内臓調整によって緩和することができ、その後インターフェロンの中止を医師に申し入れたところ、三回目で「あなたの判断に任せます」という答えが返ってきました。

このようにして内臓調整を始めて二カ月後、インターフェロンの中止を選択しました。〈たまご療法〉に出合って副作用から逃れることができ、なおかつ社会復帰もできていきました。この七年間は元気に仕事をし、残業までできるようになっておられます。

ガンそのものは、医学的にまだよく解明されていない上、ガン細胞の縮小が延命にはつながっていないのが現実です。他に方法がなく、なすすべがないので仕方なく抗ガン剤やインターフェロン療法をしている場合が多くあります。人間ですから、医師も患者さんも何もせずに状態を見ているというのは難しいことですから、何かしていて落ちつきたいという心理がここには働いています。

強い副作用や危険も伴う抗ガン剤をなぜ投与するのか、医学的な知識を持ってしても、他の最適な方法が見つからない、医師としての立場がない、患者さんにしてみれば何もしないのは不安である、このような問題が生じていきます。

しかし、抗ガン剤の副作用で苦しんでのたうち回ることが果たして人間らしい生活と言えるのか、という問題も一方にあります。西洋医学的治療においても、内臓を活性化するという発想を持っていただきたいと強く願っています。

その具体的な事実が、Yさんの肺ガンと共生しつつ社会復帰ができたことです。抗ガン剤やインターフェロン、放射線療法だけでなく、他の選択肢もあるということを知っていただきたいと思います。

●Y・Mさん（五十歳　男性）の病歴と〈たまご療法〉による治効

一九六二年（十歳）　虫垂炎で手術。

一九九三年（四十二歳）　左腎腫瘍（腎臓ガン）で摘出手術を受ける。術後四〇日くらいから週三回インターフェロンを打つが、副作用もなく退院する。

在宅注射を続けて五カ月後、身体に赤い斑点ができ言いようのない辛さに襲われる。主治医と相談し、抗ガン剤だけにしてインターフェロンを中断した結果、異常なく約三年を過ごす。

一九九七年（四十六歳）　腎臓ガンが転移し、多発性肺ガンと診断される。週二回インターフェロンを打つが、寒気、だるさ、痛み、熱など激しい副作用で座薬が必要となる。

一九九八年（四十七歳）　初めて〈たまご療法〉を受ける。この時、肺ガンの症状と、抗ガン剤、インターフェロンの副作用で寝たきりの状態。

〈たまご療法〉での内臓調整を始めて三回目の治療後から、身体が楽になる。インターフェロンを打った後の二回の座薬が一回に減り、翌日寝込んでいたのが起きられるようになる。

治療後三週間目で、一年二カ月休んでいた仕事に復帰する。

現在、肺ガン症状のせき、痰《たん》、呼吸困難がなくなる。抗ガン剤、インターフェロンの副作用も消失し、四十度の熱が下がり、切って捨てたいような脚のだるさがなくなる。その後、抗ガン剤、インターフェロンを中止する。食事がおいしく、不安感がなくなり、毛が生えてくるようになる。

・本人談

肺ガンで苦しんでいる時、妻から石垣先生のことを聞きましたが、「この病気は良くなることはない、どこへ行ってもいっしょじゃ！」と思っていました。しかし不思議なことに、三回目の治療後くらいから身体を動かすのが楽になった気がして、その後も強い副作用が消えていきました。

始めのうちは、内臓の動きを良くするという〈たまご療法〉に半信半疑で、「本当にこれで良くなるのか」と思っていました。そのうち身体が今までとは変わってきて、疲れやイライラがなくなり、しょっちゅう出ていたせきもいつの間にかなくなり、本当に自分の身体ではないような気になってきました。

治療していただいて一週間ほどで、「会社に復帰してもいいですか」と尋ねたほどですが、さすがにその時は、急がずもう少し様子を見るようにと言われました。しかしその後間もなく、仕事への復帰は現実のものとなりました。

今まであんなに辛かったインターフェロンを止めることができて、抗ガン剤ももう飲まなくてよいと言ってもらい、私の病気からは考えられないような今の生活を、石垣院長、副院長の治療のおかげでさせていただけるようになりました。

妻もまた、私の看病疲れやストレスもあって重症筋無力症になり、〈たまご療法〉で治療を受けて二カ月ほどで回復するまでになりました。眼科、脳外科、神経内科などであらゆる検査をしても原因不明のまま、まぶたが下がり、物が二重に見えて目が開けられず、一時は生活ができない状態でした。

もしこの出会いがなかったら、私は今この世に存在していないかもしれません。妻は、子供はどうなっていたでしょう。先生方は私たちの命の恩人です。この先もずっと先生方のご指導に基づき、今後の人生を幸せに暮らせることを願ってがんばっていきたいと思っております。

4　「重症筋無力症」（平成十二年十一月十一日報告）

ここで改めて本書冒頭の「はじめに」でとりあげた重症筋無力症のO・Kさんの場合について考えてみましょう。

●O・Kさん（三十三歳　女性）の主な病歴と〈たまご療法〉による治効

一九七四年（四歳）　まぶたが下がる、眼球が動かないという症状が出て、原因不明のまま○○医大病院に一カ月入院。その後、別の医院で重症筋無力症かもしれないと診断され、三カ所の大学病院で筋電図等の検査を受けるが、結果が出ず手だてなし。

一九七六年（六歳）　息苦しい、物が飲み込めないという筋無力症全身型の症状が出る。○○労災病院へ通院。

一九七七年（七歳）　○○労災病院へ入院。入院中、肺炎で呼吸困難になり危篤状態に陥る。

一九七八年（八歳）　○○大学病院へ入院。入院中、呼吸困難になり人工呼吸器で蘇生する。

一九八〇年（十歳）　○○大学病院で胸腺摘出手術・緑内障。

一九八四年（十四歳）　六歳から十四歳まで、肺炎、呼吸困難のため入退院を繰り返す。

一九八五年（十六歳）　プレドニン（ステロイド）の服用を一時中止し、マイテラーゼのみ服用する。入院することはなくなったが、日常生活に支障をきたす症状あり。

一九九三年（二十三歳）　この年から二十八歳まで、入院を要するパルス療法を五回受けるが、次第に薬の効果が薄れる。副作用に苦しむ。

一九九八年（二十八歳）パルス療法の効果がなくなると、息苦しい、声が出にくい、まぶたが下がる、階段が上がりにくい等の症状あり。

六月、病状が悪化し入院の準備をしていた頃、〈たまご療法〉と出会い、内臓調整を受ける。一週間前後で身体が軽くなり、次第に快方へ向かう。入院予定を中止。

二〇〇〇年（三十歳）内臓調整開始以来二年の間に、服用していたプレドニン、マイテラーゼを徐々に減らす。その後、日常生活にまったく支障なく健康になり、仕事もできるようになる。

・本人談

この病気を患って三十年近くになりますが、薬が息苦しさや手足の不自由さをまぎらすほかこれといった治療法もなく、石垣院長と出会うまで元気になることはあきらめていました。ところが内臓調整を受け始めて一週間がたって、まず母が変化に気づき、「このごろしんどいって言わなくなったね」と言いました。そう言えば、身体の上に重くのしかかっていたものが取れたような、ふっと身体が軽くなったような感じに気づきました。

自分の身体に耳をすませば、内臓が動いている、心臓のポンプが全身に血を送っている、全身に血が駆け巡っている「音」が聞こえるような気がします。「内臓の動きを良くするってこういうことなんだ」「私って生きているんだ」と、生まれてはじめて生きている実感がわいてきました。

子供のころから辛いことや苦しいことをたくさん味わってきましたが、石垣院長は初診のとき「元気にしたげるからな」「きっと良くなるから」と言われ、不安やイライラが一気に安心感へと変わっていきました。

薬でむりやり元気にさせられた身体が本当の健康体でないことや、日頃から内臓をいたわる生活をし、内臓調整で動きを良くしていただくことがどんなに大切なのかも分かってきました。少しずつですが無理やりではない、本当の元気に近づきつつある思いがいたします。

二〇〇〇年の春のことですが、筋無力症友の会の集まりに神経内科医を招きました。私が自己紹介の時に、以前はパルス療法を受けるために入院ばかりしていたけれども、石垣先生の所へ通い始めて二年、一度も入院することなく元気で過ごしていると言うと、「鍼で筋無力症の症状が軽減するわけがない。偶然だ」というふうに言われました。目の前に「元気になった私」というれっきとした事実があるにもかかわらず、信じられない、そして少しバカにしたような印象を受け、とてもくやしい思いをしたことがあります。

近頃では、病気のことも忘れて残業に精を出してしまうことがよくあります。無理がたたって体調をくずすと、上腹部が固くなって内臓の動きが悪くなっているのが自分でも分かります。内臓の動きと病気とが密接にかかわっていることを改めて思い知らされるとともに、院長、副院長がおっしゃっていた「無理したらあかん」「油断したらあかん」という言葉を思い出して、反省することしきりです。

5 「耳鳴り」「目まい」「難聴」（平成十二年九月九日報告）

四十歳のとき、慢性中耳炎の一種である真珠腫で左耳の聴力を失ったSさんは、間もなく右耳の聞こえも悪くなり内耳性リンパ水腫と診断されました。しかし左耳の聴力がないため、右耳の聴力を犠牲にする可能性がある手術は一切考えられず、薬物による治療法し

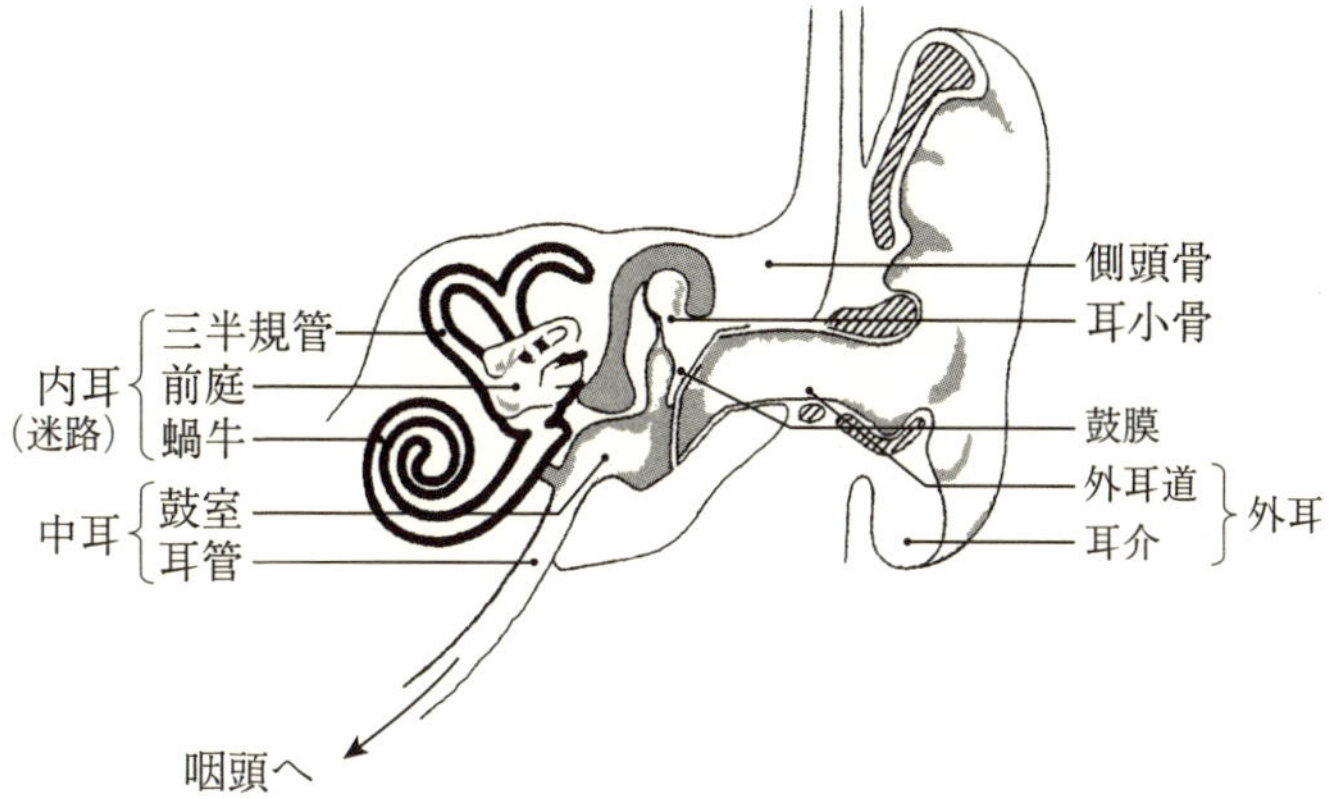

耳のしくみ

か残されていませんでした。

それもあまり効果がなく治療に行き詰まった主治医は、スイスの学会でSさんの症状を発表して治療法の意見を求めたところ、新たな治療法を見出すことはできませんでした。そこで主治医から、次のような宣言を受けることになります。Sさんが四十二歳の時でした。

「世界的なレベルで見ても、今の治療が現在の医学の限界です。将来的にロマンチックな期待は一切捨ててください。今後もっと病状が進んだ時の準備や心づもりをしておいてください」

この頃、Sさんはノイローゼ状態から自殺まで考えたそうですが、四十三歳の時、私の所へ来られました。問診で言葉では言い表せないSさんの苦しみを伺って、私は涙ぐんでしまったほどです。

どうしようもない失意のどん底にあった時、私との出会いがありました。内臓調整などの日常生活処法にも真剣に取り組んだ結果、Sさんの聴力は徐々に回復していきました。

真珠腫の固まりが内耳を圧迫し、骨が壊死していったわけですが、やはりこれには子供の頃に中耳炎にかかったこと、二十歳過ぎで左耳の中耳炎になり完治しないうちに治療を止めてしまったことが大きな伏線となっています。片方の聴力が落ちていってももう一方の耳が聞こえているから、生活に支障がなく中途半端な状態になっていたことが、症状を悪化させる原因になっていました。

●S・Sさん（五十一歳　男性）の病歴と〈たまご療法〉による治効

一九五一年（出生）　出生後すぐ母親が腎盂炎になり、母子ともに入院。

三歳前後に急性中耳炎になる。

一九七三年（二十二歳）　中耳炎（左耳）のため、耳だれ、耳鳴りの症状が出る。治療するが良くならず、耳鼻咽喉科の通院を中止。趣味の素もぐりで鼻血が出るようになる。

一九七六年（二十四歳）　激しいせきが出て四カ月後に血痰、体重が減り寝汗をかくようになる。半年後に多量の吐血をしたため病院へ行ったところ、重度の肺結核と診断される。結核予防会の療養所へ九カ月入院し、三カ月の自宅療養ののち社会復帰する。

この頃、左耳の症状は固定化しているので大丈夫との診断。

一九九一年（四十歳）　長年放置していた左耳の中耳炎が気になり医大病院で受診したところ、真珠腫と診断される。顔面麻痺、聴力の低下、平衡感覚の異常の可能性があるため手術を決意。一月入院、第一回目の手術。真珠腫を除去し、内耳にある三つの骨のうち溶けたツチ骨、キヌタ骨も取り、人口鼓膜を張る。アブミ骨は残す。

半年後、二回目の手術で聴力アップのためセラミックを入れる。手術は成功とのことだが、強烈な目まいで二週間後には左耳の聴力がゼロになる。術後内耳のリンパ液が漏れ続け、緊急再手術でセラミックを摘出。平衡感覚も失う。二カ月の入院生活を余儀なくされる。

一九九三年（四十二歳）　正常だった右耳が聞こえにくくなる。内耳性リンパ水腫と診断され、治療を開始。左耳がまったく聞こえないので、両耳失聴の可能性がある外科的手術は無理と診断される。今までの耳鳴りとは別に、頭の中でヴァーという音がして眠れない日が続く。薬物療法の効果がなくなり、この頃からノイローゼ状態になる。

一九九四年（四十三歳）　鍼灸、気功と、西洋医学以外の治療を試みるが効果なし。

七月、初めて〈たまご療法〉を受ける。内臓調整を始めて直後から聞こえに変化が表れ、十四回目の治療後、聴力を取り戻す。平衡感覚・視界のゆれも徐々に回復する。

・本人談

私は四十二歳でこれまで正常だった右耳までも聴力を失いかけた時、医師からは絶望的な宣言を受け、苦しみや不安からノイローゼ状態となっていました。会社に行っても仕事にならず、イジメにもあいました。

激しい耳鳴りで眠れない日が三週間も続くと、自分で思いっきり壁に頭をぶつけて目から火が出る思いをしますが、やはり頭の中は鳴っていました。また時には、あまりの頭鳴りに自分で自分の耳を思いっきりたたき、その一瞬だけでも頭鳴りを押さえるのにほっとするくらい深刻な状態で、この辛い症状に自殺まで考えていました。

この苦しみで仕事ができない、借金もある、死んでしまったら苦しみから逃げられるし、借金の返済もできる。残された妻にも少しは残してやれる……。今思うとぞっとしますが、当時は真剣に死ぬことを考えていました。

最後に東洋医学にかけてみようとあちこち転々としましたが、どこもこれといった感触は得られず、最後の土壇場で巡り会えたのが石垣院長でした。そして最初の問診を受けた時、ほかの病院や鍼灸院とはまったく異なった説明を聞くことができ、自分なりに何か素晴らしい期待や予感を感じていたのを覚えています。

そして通院直後から、今までになかった短期的な変化が表れました。〈たまご理論〉にもとづく内臓調整を始めて十四日目、完全に音を取り戻し、久しぶりのすっきりとしたクリアーな音に我を忘れて感激しました。それ以後、聞こえが良くなるばかりか、平衡感覚、視界のゆれまでも少しずつ良くなっていき、一年たった頃からほとんどかぜもひかなくなっていきました。

今では聞こえが悪くなることはまったくなく、苦しかった日々がまるで嘘のように思えてきます。もし石垣院長、副院長に巡り会えていなかったら、今ごろどうなっていたかと思うと感謝の気持ちでいっぱいです。

6 「花粉症」「アレルギー性鼻炎」「気管支ぜんそく」

（平成十二年二月二日報告）

Tさんは結婚を機に熊本県から大阪府の生駒山麓に移り住み、二十六歳で長男を出産した後、アレルギー症状が出始めて以来、ずっと花粉症とアレルギー性鼻炎に苦しんでこられました。そして五十一歳頃から、呼吸困難や気管支ぜんそくの発作が起きるようになります。五十三歳のとき、これらの病気を抱えた上、左肘の激しい痛みに耐えかねて来院されました。

八人姉妹のうち姉一人を肺炎で亡くしておられますが、ぜんそくになったのはTさんだけでした。なぜ病気になったのか、生活歴を通して原因と経過について見ていきたいと思います。

Tさんの母親は皮膚病、母方の祖母がぜんそく、父方の祖母がリュウマチでしたから、アレルギー体質を受け継いでいると考えられます。

次に環境ですが、長年大阪平野の東に位置する生駒山麓に住んでおられ、高度成長期には大阪平野の煤煙が生駒山に当たって落ちていき、大気汚染が問題になった所でした。これが、五十歳を過ぎて呼吸困難やぜんそくを引き起こしたことと因果関係を持っています。

結婚前は和裁をしておられますが、この時の姿勢が独特で、あぐらをかいて、足の親指をつけ台のかわりにしてマチ針を打ち、背中を丸めた状態で、朝から晩まで作業をしていました。この姿勢には腰椎の後弯がありますから、内臓を圧迫して便秘を引き起こします。便秘ぎみでお腹が圧迫されると、下腹部がうっ血して血が溜まり、これが子宮の筋腫になっていきます。このため貧血をおこしています。術後、腰痛が起こりました。下腹部の奥が力学的な中心で丹田と言われる所ですが、この部分にメスを入れると姿勢は前かがみになって腰痛が起こってきます。

次にヘルペスになられましたが、ちょうど和裁での姿勢で曲がる部分の背部に出ており、ここにも影響を及ぼしています。ヘルペスの菌はもともと誰でも持っているものですが、体調が低下して免疫力が落ちた時に出てきたり、年齢とも関係しています。

五十歳頃からヘルペス、呼吸困難が起こっていまして、体力が落ちてそれをかばいきれなくなり、指や肘に痛みが出てきました。そうすると呼吸困難が起こった原因は、もとからのアレルギー体質、生駒山麓の大気汚染、和裁の時の姿勢からくる長年の胸、肺の圧迫、右指と肘の痛みとなりTさんの病気の発生原因がすべて明らかになっていきます。Tさんに限らずどの人にも、その人なりの病気との因果関係があります。

Tさんのこのような数々の病気を、〈たまご療法〉による内臓調整でなぜ良くなっていかれたのかについては、第四章の「呼吸のしくみと気管支ぜんそく」で明らかにしていますので、ここでは割愛しておきます。

●T・Sさん（五十八歳　女性）の生活歴・病歴と〈たまご療法〉による治効

一九四四年（出生）　生後六カ月で肺炎になる。幼少の頃は、泳ぐと目に炎症が出る。

一九六二年（十八歳）　十五歳で洋裁、十八歳で和裁を習うが、和裁を始めた頃から便秘がちとなり、一～二日おきの便通。

一九六九年（二十五歳）　和裁通学二年、住み込み（和裁）三年を経て、二十五歳で結婚。熊本県八代から大阪府八尾市へ転居する。

一九七〇年（二十六歳）　長男出産。この頃からアレルギー性鼻炎で通院する。

一九七一年（二十七歳）　アレルギー性鼻炎がひどくなり、鼻から呼吸ができず口で呼吸をすることが多くなる。口の渇き、のどの痛みや、一晩でティッシュ一箱がなくなるくらいの鼻水、鼻づまり、クシャミが続く。

一九七二年（二十八歳）　貧血になる。

一九七五年（三十一歳）　長女出産。

一九八二年（三十八歳）　子宮筋腫で手術。

一九八三年（三十九歳）　腰痛になる。

一九八七年（四十三歳）　水泳を始める。

一九九二年（四十八歳）　虫垂炎で手術。

一九九三年（四十九歳）　人間ドックで太りすぎを指摘される。

一九九四年（五十歳）　背部にヘルペス。

一九九五年（五十一歳）　春、秋に呼吸困難になる。右手四指、左肘に痛みが出る。

一九九六年（五十二歳）　気管支ぜんそくと診断される。

一九九八年（五十三歳）　四月、左肘ががまんできないほどの痛みとなって初めて〈たまご療法〉を受ける。その前から顔や手にむくみを感じる。


現在、花粉症、アレルギー性鼻炎、気管支ぜんそく、肘の痛み、腰痛が、内臓調整を受けて以来、薬を飲むことなく徐々に解消し、ぜんそくの発作も全くなくなる。特に三十年近くも苦しんだアレルギー性鼻炎から解放される。〈たまご理論〉によって日常生活処方を毎日実行し、水虫、あしのかさかさ、あかぎれも解消する。

・本人談

私は病気の問屋さんで、若い頃からアレルギー性鼻炎でずっと苦しんでいました。五十二歳でぜんそくと診断されましたが、それは石垣先生にお世話になる八カ月前のことでした。

夜、横になると息が苦しくなり、寝る方向を変えてみても少しも楽になりません。座ってみると、少し息ができるようになりました。それで正座をして掛布団を背中から覆い、敷布団を丸めて膝の上に置いて枕がわりにして休む日が、一週間から十日ほど続きました。朝起きると顔はむくみ、頭が痛く、目を開けることが辛くなっていました。昼間は休み休みですが、なんとか用事を片づけていました。

石垣先生の所へは自転車で通院を始め、主人と一緒でしたから後について行きました。少し走ると息が苦しくなり、手足に脱力感が襲い、休憩したくなります。この時、私の左肘は激しく痛んでいました。赤信号や降りた遮断機の踏切では休むことができるのでありがたいと思っていましたが、元気になってからは主人より先に通り抜けて自転車を走らせています。坂道もスイスイと上がれるようになりました。

子供の頃から色黒と言われ、自分でもそう思っていましたので化粧はしませんでした。今でも眉を描き、口紅をつけるだけですが、「化粧をして珍しい」と人から言われるようになりました。「化粧はしていません」と答えると、「色白になったね」と言っていただき、数年前までと比べると、自分でも色白になったと思っています。血が出るほどのあかぎれや足の荒れもなくなりました。

ご縁があって知人に、院長、副院長を紹介していただき、とても感謝しています。「生涯、健康や生活のことを診てくださる先生に出会えて幸福ですね」と、主人と話し合っては喜んでいる日々です。

7 「脳卒中」の後遺症（平成十一年十一月十三日報告）

中高年にさしかかった頃から、脳卒中になったらどうするのかという漠然とした不安を抱いている人がたくさんおられます。脳卒中には、脳梗塞と頭蓋内出血がありますが、第六章「脳卒中はなぜ起こるのか」で原因と経過についてお話していますから、ぜひとも日常の生活に照らし合わせて注意していただきたいと思います。

Nさんは今から一五年前、突然の異変に見舞われて脳梗塞で倒れ、長い間右半身麻痺で苦しんでこられました。四十代の後半まで病気ひとつせず、焼き肉店を切り盛りする働き者の女性でした。入院したのは盲腸とお産の時くらいで、健康には自信を持っておられたそうです。倒れるまでには、もちろん症状には出ていなくても脳梗塞になっていく要因がいくつもあったはずですが、ご本人は気づいていらっしゃいませんでした。

右半身麻痺の状態で来院されたNさんは、〈たまご療法〉で内臓の活性化をしていくうちに、目に見えて回復していかれました。たいへんだった時から一つ一つ状態が良くなるにつれ、一緒になって喜んだり感激したりで、いまふり返ってみると胸がいっぱいになってきます。カルテにその状況を克明に記録してありますから、今は元気になられたNさんに思い出していただこうとお話することもあります。

一度かかった病気は再度起こる可能性がありますから、良くなったからと油断しないで、内臓調整を続けながらこれまで受けた日常生活処方の指導をしっかりと守っていただきたいと思います。

●N・Tさん（六十三歳　女性）の病歴と〈たまご療法〉による治効

一九八八年（四十八歳）　脳梗塞で突然倒れ、四十日間の入院。左脳の血管が詰まり、血圧は二〇〇―一一五で、右半身麻痺となる。幸い手術に至らず、言語障害もなし。入院中ノイローゼぎみで面会謝絶となる。

退院後、毎日リハビリに通うが効果が上がらず、何回か病院を変える。この頃、脳外科の専門病院で、右半身の回復見込みなしと言われる。

一九九二年（五十三歳）　知人の勧めで〈たまご療法〉を受ける。副院長の問診の折、内臓調整についての説明を受け、今までの病院、鍼灸院とは違うとの印象を受ける。

内臓調整を始めて一週間目くらいから右手が回復しはじめ、太い文字を書く、ズボンのすそ上げ、アイロン、洗たくなどができるようになる。その後、次第に回復し、家業の焼き肉店の仕事に復帰する。

・本人談

倒れる一年ほど前から肩凝りが治らず、マッサージ、鍼、エステ等に行きましたが、まさか高血圧によるものとは思いもしませんでした。

リハビリを始めて何日かたったある日、娘が入口の方へボールをポンと投げて、「お母さん、あのボールを拾っておいで」と言った時、まるで犬か猫とでも遊んでいるかのように思えて情けない思いをしたことがあります。娘にしてみればリハビリのつもりだったのでしょうが、私には心に深く傷ついた出来事でした。

脳外科の専門医からは、「右を治そうと思うより、左ききの練習をした方が早いと思うよ」と駄目押しのようなことを言われました。「私はもう治らないのだ」という思いがつのるばかりで、その時から死ということばかり考えるようになりました。家族の前では笑っていても、辛い苦しさと葛藤していました。

そんな時、店のお客さんが熱心に勧めてくださったのが石垣先生のことでした。「難病の患者さんが良くなっているから、だまされたつもりで行ってみなさいよ」と言われて伺ったところ、石垣院長は「治る方向に持っていきましょう」とおっしゃり、副院長は「麻痺した右手で物を使えるようにしてあげるからね」とはっきり言ってくださいました。

内臓調整を受けて日増しに良くなってお店の手伝いを始めた頃、十二、三キロもある孫にせがまれて抱っこできた時は感激で、自分でも驚くほどでした。院長から、六種類も飲んでいた薬を止めましょうと言われた時は不安でしたが、その後薬を飲まないで血圧は一三〇—八〇と正常値に下げていただき、安定しています。

同じ病院の仲間が次から次へと顔を見せなくなっていかれるのに、私は元気でがんばっていられるなんて幸せ者です。改めて内臓活性化が大事なことを思い知らされております。通院して院長の顔を見ると安心いたします。そして厳しさの中にもやさしさを感じる副院長のお二人がいらっしゃらなかったら、今の私はあり得ないと思っています。

月に一度の健康講座でも勉強させていただき、お友達もたくさんできました。これから六十代、七十代と歳を重ねて参りますが、先生方におまかせし、御指導をよく守っていけば二度と倒れることはないと確信しております。

8 「腸閉塞」と「膵臓腫瘍」（平成十一年十二月十一日報告）

Oさんは二歳で腸チフスにかかり、もともと腸が弱っている状態でしたが、なおかつ盲腸の手術をし、その五年後に胃の手術をされています。内臓の手術をすると術後の単純性癒着があって、どうしても腸閉塞を起こしやすくなります。腸閉塞は緊急を要しますから、開腹手術を前提とした西洋医学的な応急処置が必要となってきます。

五十八歳で男性の乳ガン（乳腺腫瘤）になり、その薬の副作用で左乳に固まりができ、この時もやはり手術をされています。薬の副作用については別の所でもお話していますが、薬を飲むべきか飲まざるべきかの選択を、ある程度の知識を持って行うことが大切です。もちろん薬を飲まずに、内臓調整などで治していけるのがベストですが。

Oさんのお腹は、切り刻まれています。六十二歳で膵臓ガンの疑いが出てきましたが、今度は、命の危険を伴う検査をするか否かの選択を迫られました。人間の身体を前から見たら、膵臓は肝臓と胃の後ろにあって検査しにくい上、はっきりと検査結果として出てくるのは不可能に近い、という西洋医学的な見解があります。

ところが超音波でははっきりと分かりますから、Oさんの場合、十円玉大の腫瘍が映し出されました。これを良性か悪性か確認するとなると、細胞を取り出して検査しなければなりません。この検査で血管を突いてしまったら死に至りますから、検査はできれば避けた方が良いということになります。

膵臓ガンは食道ガンと同じく、ガンが発見された段階で手遅れの場合が多い、と臨床の専門医がおっしゃっています。Oさんの場合、ガン細胞を調べる血液検査（腫瘍マーカー）では、ほぼ正常でした。腫瘍マーカーだけでは判断できないとされていますし、ガンの人でも数値に出ない場合があります。逆にガンでない人に、ガンの可能性のある数値が出ることもあります。

もともと内臓の弱い人が手術をすると、足が動かない、背中が曲がる、歩行ができない、寝たきりになるということも起こり得ることです。ここでOさんのこれからの人生三十年を考えた時、たとえガンであったとしても、内臓を活性化することでガンの進行をくい止め、日々の生活がおくれるようにするのが最良の方法であることを、私はOさんにお話ししました。

そして、危険な検査はしない、手術もしないということをご本人が選択されました。膵臓の腫瘍がガンであるかどうかは確かめられないけれども、この方の場合、危険を犯す必要はまったくありません。日々気持ちよく暮らせるのが一番ですから、〈たまご理論〉に基づく内臓調整と日常生活処方をきっちりと守っていくよう指導させていただいております。

●O・Kさん（六十八歳　男性）の病歴と〈たまご療法〉による治効

一九三四年（二歳）　腸チフスになる。

一九七五年（四十一歳）　盲腸の手術。

一九七八年（四十四歳）　不注意から右足太股の動脈を切り手術。

一九八〇年（四十六歳）　胃の腫瘍手術。

一九八一年（四十七歳）　腸閉塞の手術。

一九九〇年（五十六歳）　三月、輸入脚症候群（腸閉塞）の手術。前立腺肥大症と診断される。四月、三度目の腸閉塞で生命の危機にさらされ、入院中に手術。六月、退院後のリハビリ中に〈たまご療法〉を受け、内臓調整を始める。

一九九二年（五十八歳）　一月、乳腺腫瘤になり、その薬の副作用で左乳の固まりができて手術。

六月　左尿管結石のため体外衝撃破砕術を行う。

一九九三年（五十九歳）緑内障の兆候ありその診断で治療を続ける。

一九九六年（六十一歳）エコー検査にて膵臓に十円玉大の腫瘍が見つかるが、危険を伴う検査（生検）や手術をしないことを選択する。

慢性膵炎の疑いで治療を続ける。肝臓疾患あり。

現在、〈たまご療法〉での内臓活性化と生活処方の指導を実行することによって、体質の改善や免疫力を高めることができたため、膵臓腫瘍の進行が転移もなく、快適な生活をおくることができるようになる。

・本人談
私は石垣院長から「斬られのO」と言われるほどたくさんの手術を経験してきました。腸閉塞の手術は三回もしていて、一時は命を失いかけたほどでしたが、今では完治しています。石垣院長の治療に加え、〈たまご理論〉にもとづく日常生活処方にはげみ、健康講座で生活の指導も受け、とてもプラスになっています。

朝目覚めた時のさわやかな気分、膵臓腫瘍を抱えながらも特に異常のない身体、人生に対する意欲や活力がわきあがってくる生命力、一日の終わりの心地良い疲れと熟睡、快便快食、と健康になった者だけが味わえる喜びと感激でいっぱいです。

さらに適食を続けていけば体質が改善され、何倍にも人生を生きることができますが、私の悪い点は、お酒が好きで飲み過ぎることです。その都度、院長、副院長に叱られております。

先生方は、一人一人の患者さんの心をつかみ診察されていますし、スタッフの人たちも親切で、安心して通院しています。餅つきや味噌づくり、そのほか四季の行事を通じて、患者さん同士の心の触れ合いも楽しい時間です。今後ともどうぞよろしくお願いいたします。

9　「虚血性心臓病」（平成十六年十月十六日報告）

Nさんは虚血性心臓病による不整脈でしたが、現在元気に健康管理に通院されておられる八十四歳の女性です。

まず、Nさんにおめでとうございますと申し上げたい。当院の目標である「人間は楽しく生きるべき存在であること」を実行できるようになられたのを見て、うれしく思っています。

Nさんは自分の体をもてあまし、入退院を繰り返し、不安におののき、一時は家族の世話にならず早くお迎えがきてほしいとまで思われました。また、一家心中まで考えておられました。そのお方が、毎日を楽しく生きる喜びと欲が出てき、当院の患者さんの会＝たまご会の短歌クラブに参加し、また菜園の野菜づくりに精を出し、生き生きと活動している姿を見て、何とも言えないものがあります。

さて、Nさんの病状説明にうつります。

主な病歴以前にもともと体質的に消化管の運動機能が弱く、そのため人一倍薬物の副作用がきつくなります。

人各々の人生がありますが、Nさんにも、戦争を境に、夫の戦死、幼な子二人の子育て、舅・姑二人の介護、実父・実姉の死に会うなど苦難の人生がありました。それが現在の病の大きな原因となって、腹部静脈のうっ血、下腹部の循環不全を来たし、子宮ガンになりました。その手術と放射線療法の後遺症として頻尿と、薬物投与による消化管の運動機能の減退の症状があらわれ、さらにそのため腎臓への血流が悪くなり、腎盂腎炎となりました。

また、身体全体の循環不全により虚血性の心臓病になり、その上、食欲不振、痔、たびたびの発熱と風邪がありました。

Nさんはいつもうつむいて、顔色は青白く、はじめて来院された時は食べるものは砂をなめる思いですと、細い声で言っておられました。背中をまるめ、手がふるえ、足の関節が痛む状態で、その姿勢は、内臓の動きの低下により「上虚下実」の状態がくずれ、体を力学的に安定させようとするためにやむをえずとっている姿勢です。

まず、たまご理論の「快楽規準」に従い問診をし、体を診た後、何故その病気になったのかを説明し、どうしたらいいのかをお話ししました。

患者さん御自身の人生設計も、お聞かせいただいて、治療のプログラムを立てていきました。

そして、内臓調整法を施し、第二規準である消化管の運動機能を活性化するように、治療も日常生活処方も進めていきました。病に対する治癒力の域値を上げていき、それとともに病気別の治療も併せて行ないました。

そうすると、徐々に健康体の三大特徴「頭寒足熱」、「上虚下実」、「正姿勢」の状態が出現し、だんだんと病的な自覚症状がとれていきました。

季節の変わり目、食べすぎ等で体調をくずした時は、何故体調をくずしたか、原因と経過と結果を詳しく説明させてもらい、それを何回かくりかえすうちに、だんだんと自分の体と病、日常生活と自覚症状の関係がわかるようになってきました。

この頃になると、Nさんも下腹部に力が入るようになり、力学的に安定し、背中が伸び、手足のふるえ、関節の痛みが取れ、血液などの体液の循環もよくなり、不整脈も起らなくなりました。

このように第三ホール（横隔膜より下の腹腔　胃・小腸・大腸・肝臓・脾臓・腎臓等）の動き——特に中腔器官である消化管の運動機能を高めると、第三規準の健康体となり、第二ホール（胸腔—心臓・肺）の動きも、第一ホール（頭蓋腔）の脳循環も良くなり、各種の病がよくなっていくのです。つまり、人類が生命体として三十八億年のあいだつちかってきた自然の治癒力を、最大限に発揮することができるようになるのです。

●N・Hさん（八十四歳・女性）の生活歴・病歴と〈たまご療法〉による治効

一九二〇年（出生）　小学生の頃より風邪を引きやすく、発熱・関節の痛み等がよくある。

一九四〇年（二十歳）　結婚。夫は一人っ子。

一九四一年（二十一歳）　長女出産。

一九四三年（二十三歳）　三月四日、夫出征。

十一月二十二日、次女出産。夫は次女の妊娠は知っていたが、出産は連絡のとれないままであった。

一九四四年（二十四歳）　四月七日、夫戦死。

七月、実父死亡。

一九四五年（二十五歳）　二月、実姉死亡。この年から四八年まで舅・姑が交互に病気になる。

一九四九年（二十九歳）　八月、肺門淋巴線炎を発病。二年間闘病。

一九五一年（三十一歳）　舅死亡。

一九五六年（三十六歳）　十月、盲腸手術。

一九六一年（四十一歳）　十月、姑死亡。

舅・姑の病気と介護に明け暮れること十年以上、介護では昼と夜が逆転し、夜は起きているのでNさんは寝られず、逆に昼はご本人達は寝ているが、Nさんは用事で休むこともできなかったのです。

夫は一人っ子であったため、Nさん一人の肩に両親の介護のつとめがかかってきた。地獄の日々であった。しかし、その両親が元気な時には、いつも自分を我が子のようにやさしくしてくれていたのが気持ちの支えになっていた。

この頃より体調が悪く微熱が続くようになる。

一九六二年七月（四十二歳）　子宮ガン手術。翌日より高熱、四十日続く。腎臓・肝臓の数値悪く、食欲なく、回復に時間がかかり、ようやく七カ月後に退院。

一九七一年（五十一歳）　甲状腺機能低下症。心臓要注意の診断。

一九八二年（六十二歳）　不整脈が多くなる。

一九九一年（七十一歳）　不整脈がひどく、ホルター心電図で危険状態になる。

十二月二十三日、腎盂腎炎で発熱、即入院。二十八日、退院。二十九日、吐き気、発熱、食欲なくなる。

一九九二年（七十二歳）　一月一日より毎日点滴のために病院に通院。全身痛む。

一月四日、再入院（脱水症状による）。

二月七日、原因不明のまま退院。症状はよくならず。

四月七日、石垣先生のもとで受診。その後は、本人が驚くほど心臓の不整脈がなくなり一生飲まなければならないと言われた薬も飲む必要がなくなる。それから今日まで、十二年になるが、入院することもなくなる。

・本人談

『プレジャー』三号（平成五年）に載ったNさんの手記をそのまま転載します。

昨年の師走も押し迫る頃、発熱のため病院で受診しましたところ、腎盂腎炎の診断で入院、病室に入ると直ちに点滴が始まり、五日間の治療で熱も下がり退院しました。

ところが、一日お薬を飲んだだけで翌日から食欲が全くなくなり、飲み物も受けつけず、胃の中は空でも、胃液が上がってきます。

折から病院は、年末年始の休みのため、主治医は留守で当直の先生に応急処置で注射・点滴を受ける程度。三日後には高熱が出て脱水症状となり、再度入院することになりました。

五十日余りの入院生活をし、CTスキャン、エコーはもとよりあらゆる検査を致しましたが、病名も病原菌も解らないまま、いわゆる「原因不明」ということで熱も出なくなりましたので退院しました。家に帰っても相変わらず食欲がなく、食べなければと思う気持と裏腹に、好物の果物さえ僅かしか喉を通りません。

まるで拒食症のようで、食事の時間が近づくのを恐怖とさえ思う毎日でした。現代の高度な医学医療を万全と思っていましたが、その時の入院で、西洋医学にも限界があるように思えてきました。

今にして思えば、大変廻り道をしていた訳ですが、縋る思いで石垣先生の御診断を受けました。先生の初診のお言葉は「これは大変なお腹ですなあ。一寸時間はかかりますが治ります」と簡単に言われます。

実は私は三十年前にガンの手術を受けコバルト治療をしてから、五臓六腑ことごとく機能が低下し、不健康な状態にありました。その上、近年は不整脈などの症状があらわれ、例えば、昨年の初秋頃には、ホルター心電図九万回の内、結滞が一万六千回で、危険状態に近い時もありました。

ところが不思議なことに、今では「内臓調整」のお蔭で、お薬を飲まずとも不整脈に苦しむことなく暮らせていただいております。

その他、頭痛、頭のしびれ、肩こり、背中の痛み、手のふるえ等など、いつの間にか忘れるように治りまして、現在ほとんど苦になりません。食欲も出て、暑い夏の食欲不振に陥りやすい時期にも、三度の食事を美味しくいただくことができ喜んでおります。

ある時、こんなこともありました。病院への定期検査に行きましたところ、「腎炎の菌が出ていますからお薬を飲んで下さい」と係りの先生が言われました。私は薬に懲りていますので即座に断りましたところ、先生も心得ておられ、「薬を飲まずに治れば一番よいのですが、もし熱が出たら入院してもらい点滴ですよ」とおっしゃいました。

私は早速、石垣先生の治療室に飛んで行き、事情を話し治療をお願いしました。石垣院長先生は「心配いりません」と言われ、それから二週間治療を受け病院に検査に行きましたところ、菌はなくなっていました。それ以来、菌は出ていません。この時の嬉しさは生涯忘れられないことと思います。

またある時は、風邪を引いて、三八度の熱が出たので、直ぐ治療にうかがい、解熱の治療を受け家に帰り、先生のご指示通りしましたところ、翌朝は平熱となりすっきりと治りました。

今ではしょっ中熱を出し、風邪を引いていたのを忘れるくらいになりました。こうして私は再三にわたり貴重な体験をさせていただき幸運に恵まれています。病院に行けば、必ず抗生物質の薬を飲まねばなりません。それを石垣先生の治療法ですと、一粒の薬も飲まず完全に治していただけます。内臓の動きを損なうこともなく、一番良い治療と思います。

先生の高度な〈たまご理論〉にもとづく医療を受けていなかったら、今頃私の体はどんなことになっていただろうと思います。家族ともども今日ある幸せを有り難く感謝している毎日でございます。

平成五年にこの文章を書いてから、もう十年以上経ちますが、この通り元気に暮らさせていただいております。感謝の気持ちを込めまして次の短歌を作りました。

十年の治療の賜もの吾が命
　暁の目覚めに心拍たしかむ

10 「頸椎ヘルニア」（平成十六年四月十日報告）

Yさんは二十年来悩まされつづけた頸椎ヘルニアの症状、左手のしびれと痛み、手のふるえ、頸全体がしめつけられる感じなどで、夜も眠れず、仕事もできません。Yさんは、まともな生活ができないこの状態に何とか終止符を打とうと、関西では一番という評判のK大学病院に、約一ヶ月検査入院しました。

今までも、数限りない病院、鍼灸、整体など、遠く仙台までも通院していました。しかしほとんど効果なく、もう最後だと思いつめて、K大学病院で受診したのです。

その結果は冷酷なものでした。しびれはとれず、痛みはとれても再発する。さらに担当の医師から手術をすれば寝たきり生活になる可能性もある、と言われ、背中に冷たいものが流れました。しかし、たとえ寝たきりになっても、この痛みや、頸のしめつけ、呼吸もままならないこのようなつらい状態から少しでも解放されたいと、ついに手術の承諾書に署名・押印しました。

三月十七日が、K大学病院での手術日と決まりましたが、その五日前、つまり二〇〇三年三月十二日に石垣たまごビルを訪れてこられました。あと五日しかない。手術に同意はしたものの何とか手術を逃れたいと、本当に切迫した気持の状態でした。

現代医学の構造的欠陥は、内臓、特に消化管の運動機能が生体に及ぼす作用について、全くわかっていないことです。そのため、現代医学はYさんのような頸椎ヘルニアが起こる原因と経過と結果について患者さんに説明ができません。もちろん原因が特定できていませんので、根本的治療と生活改善ができず、対症療法に終始します。人生全体を、人体全体を、今後の生活を見ずに、単に部分的・場あたり的に治療することになり、結局治らない病、こじれた病を多くつくることになります。

Yさんの場合、体質としての胃腸の機能低下があり、重心が不安定になっていました。

そのため、脊椎の生理的なS字状の弯曲＝正姿勢が失われ頸部に永い年月にわたって力が加わる状態が続き、機能的な弱りから器質的変化としての頸椎ヘルニアの症状がでていたのです。これが原因であり、経過であり、結果です。

また〈たまご理論〉による治効原理によって、患者さんと心と体の情報を共有できます。たまご理論にもとづく内臓調整と日常生活処方を実践されますと、必ず健康体の三大特徴の方向に体が変化します。またそれを患者さんが感じとれるよう指導・説明させていただきます。自分が自分の体の主人公になれるのです。人任せではありません。また病気を治すとともに、予防法も身につくことになります。

Yさんも、当然、症状がよくなり、手のしびれ、痛みもなくなり、夜もぐっすり眠れ、仕事も毎日働けるようになりました。

もちろん手術をする必要もなくなったのです。

●Y・Tさん（四十四歳・男性）の生活歴、病歴、および〈たまご療法〉による治効

一九五九年（出生）

一九六九年（十歳）　鉄棒で頭を打ち、失神。右視力が落ち、肩のこりや頸が動きにくい

状態になる。

一九八〇年（二十一歳）　トヨタ入社。

車検整備をしていた時、車輪の真下での作業を終えたとたん、足がふらつき、車輪の部分に頭を強打して失神。気がつけば病院のベッドの上で寝ている。その後も、時々後頭部や眉間など、自分自身では注意しているにもかかわらず、仕事中に頭の中が真っ白になり、フゥーッとふらついて頭部を強打するようになる。

仕事も休みがちで、頭を何度もうち、首すじが痛くなり、整形外科、マッサージ、鍼灸などありとあらゆる所へ行き、祈禱もしてもらうが、治らず。そのうち、家族や会社仲間からも「仕事がいやでの仮病なんやろ」と思われはじめ、だれにも信用されなくなる。

この頃、自殺を考え、睡眠薬を買いに走る。

一九八三年（二十四歳）　とにかく、このしんどさから逃れたい、また「俺より苦しんでいる人々がいる開発途上国に行って、何か協力できないか」と考えて、海外青年協力隊に入り、アフリカに行く。しかし体力不足でマラリアにかかり、また現地でもバイクで転倒、頭を打つ。

一九八五年（二十六歳）　トヨタ復職。車輪の部品に頭部を打つ。

一九八六年（二十七歳）　体力が続かなくて、退社。

一九八七年（二十八歳）　ＴＣＭ入社。

フォークリフト整備中、左肩を打つ。頸肩の痛みや、しびれがあり、起き上がれない。

頸のしめつけがある、まともに食べられないなどの症状がある。

一九八九年（三十歳）　人材派遣会社に就職。

心臓の動悸がこの頃より起る。

一九九〇年（三十一歳）　近江パーツ入社。

体がしんどくて眠れない。しんどくなると会社を休んで帰る。二日仕事をして、二日休むという状態になる。

一九九二年（三十三歳）　結婚。

一九九三年（三十四歳）　長男出生。

一九九四年（三十五歳）　長女出生。母子退院と入れ替わりに、本人が年末から翌年二月末まで入院。

一九九八年（三十九歳）　管理職となる。神経を使い十二指潰瘍になる。役職をはずされ収入も減る。

二〇〇一年（四十二歳）　ふらつき、左側頭部を打ち三針縫う。

二〇〇三年（四十四歳）　これ以上の苦しみに耐えられないと、腹をくくりK大学病院で受診。入院。その結果が、手術しか治療手段はないとのこと。

三月七日、本人はただ苦しみから逃れたい一心で承諾書に署名、押印する。

三月十二日、石垣先生の診察を受ける。その後、内臓調整と日常生活処方を受けて、メキメキと症状が改善される。

- 腰が落ち、背中がまがり、頭の傾いているのが腰、背すじが伸び、頭がまっすぐになる。
- 頸のしめつけが消えて、夜中に起きることがなく、ぐっすりと眠れるようになる。
- 左肩から指先にかけての痛みや、しびれやふるえがほとんどなくなる。
- フロから上がると、従来のように冷たい体ではなく、とても温かく感じられる。
- ふらつき、めまいがなくなり、頭をぶつけることがなくなった。
- 胃のもたれや痛みがなくなる。
- 冷え、のぼせがなくなる。
- 視力が回復してきた。

・不安感がなくなり、気持が明るくなった。
・仕事を休むことや、入院する必要もなくなった。

・本人談

今、振り返ってもゾッとします。

朝には、首すじに強い電気が走るとともに、激痛が走り、無意識に飛び起こさせられます。まるで悪霊にとりつかれたように、「これでもか！　これでもか！」と言った感じで首がしめつけられ、うずきます。特に左半身にその痛みは顕著に現われます。しびれもともない、まるで金縛りにあったような状態が続くのです。食事を摂ることもできない。動けない。重苦しい。呼吸ができない。

「なんで、自分だけこんな状態になるのか？」と、連日の発作で、自分自身がいやになることもたびたびでした。

誰も信用しなくなりました。「俺なんか誰も必要としていないから、いっそのこと」と思ったことも何度かありました。

仕事につけないなさけなさ、仮病と思われ信用してもらえないことのくやしさ。役職をはずされ、収入が減り、まともな生活ができないことのみじめさ。

そこで腹をくくりました。K大学病院の名医に診てもらったら何とかなるのではないか、と。

しかし結果は残酷でした。途方にくれました。何とでもなれと思い、手術に同意するサインもしました。家族にも話をしました。両親は、仕方ないといった感じで私の話を聞いていましたが、妻がひどく興奮してしまい、「子供を連れて実家に戻る」と言ったのでした。私は、仕方ないと頭の中で思ったのですが、「これがいわゆる家庭崩壊というものだろう」と、涙が出て止まりませんでした。

翌日の夜、電話がありました。会社の会長からで、大学病院での診断の結果を心配されてのことでした。会長が「たまごビルの石垣先生」を紹介して下さったのはそのときです。この時の電話はまさに「天使からの電話」だったのです。家庭崩壊を直前で止めて頂けたのも、「大学病院での手術は止めなさい」ときっぱり私に言われ、あやうく寝たきり生活から活力ある楽しい日常生活に変えて下さったのも、すべて石垣先生のおかげです。

何十年という長い間、苦しんできた過去が、まるで狐につままれたかのように、一転して明るく楽しい希望に満ちあふれる毎日を過ごしています。

Yさんの奥さんの立場からの手記も併せてお読み下さい。

結婚した時から、夫は調子の悪い体でした。

家族で日曜日、遊びに行っても、翌日しんどくなって仕事を休むし、一週間の便秘、また逆の下痢、二日仕事をすればしんどくなり、二日休む。長女の出産の時など、私が出産してホッとしている時に、その日に主人は二ヶ月も頸のヘルニアのため入院。一歳の長男と、生まれたての赤ん坊をかかえ途方に暮れました。

結婚して十年、不安で不安で、安心できない、無理を言えない、まったく息がつまるような毎日の生活でした。

そして、今年平成十五年一月より、Y病院、K大学病院と約二カ月入院。

その結果が、手術しかない、寝たきりになるかもしれない。痛みは再発する、しびれはとれないとの診断でした。

私は思わず、「実家に帰る」と言ってしまいましたが、ほんとうは子供を連れて、もしもの時は、心中するつもりでした。

メドのつかない心の重みに、家に閉じこもる日々が続きました。

親戚・友人とは話したくない。グチるだけで解決にならない。離婚も考えるが、浮気をした訳でもなく、つい二の足を踏むことになる。

今の状態が続いても、また寝たきりになっても、子供はどうなるんだろうと、それが心配で夜も寝られず、家から外に一歩も出れないのです。

わらをもつかむ思いで石垣先生のところに寄せていただきました。

しかし、半信半疑でした。今になって言えますが、初診で先生は、「手術はしなくて良いよ。治させてもらいます」とあまりにハッキリ言われるばかりか、原因は体質的な内臓機能の低下で、内臓調整で良くなりますとおっしゃられました。今までどんな大きな病院へ行こうが、何カ月検査しようが、東洋医学の先生にお世話になろうが、原因までお話しして下さる先生はどなたもおられませんでした。

内臓のナの字もわからない私たちにとっては、何が何だかわからず、ただ唖然とするばかりでした。

しかし、実際に治療を受けるに従い、先生が前もって言われるとおりに、手足が温かくなり、みぞおち部分が柔らかくなり、背中が伸び、左肩から手のしびれ、痛みもなくなり、ふるえもとれ、毎日仕事に行けるようになりました。

主人は元気になり、結婚以来十年以上続いた不安と、今回の手術以外にないというショックによる、もって行き場のない心のモヤモヤが取れホッとしました。初めて安心した気持ちになりました。

この時の一つの出来事を思い出します。心の鎖がとれたのでしょうか。今まで無理を言えない、寄りかかれない心の重みがとれ、せきを切ったように秘めていた不満をぶちまけてしまいました。朝の五時近くまで、腹の底に溜っていたものを主人に向ってすべて吐きだしたのです。もしもの時は、子供を道づれにして死のうと思ったことも。夫はそれを聞き、呆然としていました。まさか、そこまで考えていたとは思っていなかったのでしょう。

ちょうどその日は、近江の長浜から八尾の石垣先生に受診に行くはずでした。

ところが、副院長から電話で、ご主人が予定時間に来られていないし、携帯に電話を入れたが通じないとの話でした。私はさっそく連絡をとり、何回かでようやく主人との電話がつながりました。一人ホテルに居るとのことでした。主人が自分のことで精一杯で、まわりのことを考える余裕もなかったのが、今になってよくわかるようになりました。

石垣副院長から私も主人も電話をいただき、健康の大切さ、夫婦各々の思いの違い、ボタンの掛け違いなどを切々と心にしみ入るよう諭していただき、主人の今までのつらさが更によくわかり、また主人も私のもって行き場のない不安をよく理解してくれるようになりました。元気になった主人は、子供達にやさしくなり、しょっちゅう怒っていたことがウソみたいです。

子供達にも、見本を見せなければいけないと日常の生活に気をつけています。子供達も先生に診ていただき、見ちがえるような体になっていきました。

健康のありがたさを身にしみて自覚するようになりました。

今まで感謝という言葉は知っていましたが、今は、実際自分で素直に心から感謝の言葉がでるようになりました。

暗い人生から明るい人生に変えてもらいました。

11 「睡眠時無呼吸症候群（OSAS）」（平成十六年六月十二日報告）

OSASの危険因子は、体型では肥満と上気道の狭小化をきたす形態的異常・年齢（中年）、性（男性、閉経後の女性）、習慣性いびき、基礎疾患としての内分泌疾患、糖尿病、慢性腎不全、神経筋疾患、アルコール、睡眠薬、鎮静薬などがあります。

OSASの社会問題としては、過度の日中傾眠による交通事故発生率の増加が重大です。また、勤務中の居眠りなどによる仕事の効率低下や働き盛りの心血管系疾患の合併や、死亡率の増大などを代表とする身体学的障害も大きな問題です。

Sさん（五十五歳・男性）の場合も典型的なOSASでした。来院時にはこの病気以外に、約一カ月前からセキ、タンがひどく、胸まで痛い状態でした。約十年前から、いびきがひどく、三年くらい前から睡眠時に呼吸が止まるようになり、昼間イスに座っていて意識がなくなることもたびたびになっていました。

現代医学のOSASに対する治療、処置としては、（一）減量、（二）鼻閉の治療、アルコール摂取の禁止、睡眠薬・鎮静薬の投与禁止など、（三）薬物治療、（四）経鼻式持続陽圧呼吸（NCPAP）、(五) 外科的治療、(六) 歯科的治療などがあります。

Sさんも病院で診断を受けましたが、手術しか改善の方法はないと言われました。しかし、その手術をしても、四〜五年後に再発し、その部位が更に悪化すると聞かされ、途方に暮れていたところでした。

この病気に対して、現代医学は、内臓の動きと呼吸、内臓の動きと人体力学など、頸部に加わる力との関係が把握されていないので、根本的な治療、生活指導がなされていません。そこで、内臓調整とともに、呼吸の仕組みと上気道拡張方法、消化管の運動機能と力学的関係などをわかりやすく指導説明しました。消化管の運動機能が体質的に弱い上に、さらにそれを弱らせる生活を何十年と積み重ねてきた結果生じた症状であることを理解していただきました。

SさんはOSASの症状が体全体の不調症状の一部であることを理解することで、原因、経過、結果としての病の全体像がわかり、身体の不安感がなくなりました。内臓調整と日常生活処方にも前向きに取組み、今では、仕事をバリバリこなせるようになりました。

病を治すという段階から、人生を楽しめるレベルになったことはすばらしいことだと思います。

●S・Tさんの生活歴、病歴と〈たまご療法〉による治効

一九四九年（出生）　子供の時からやせ型で、十歳で盲腸の手術、高校生時で身長一七五センチ、六〇キロ。

一九七九年（三十歳）　右網膜剝離手術。

一九八〇年（三十一歳）　左網膜剝離手術。

一九九六年（四十七歳）　妻よりいびきが激しいと言われる。特に飲酒した日はひどく、トラかライオンのようだと言われ、気にはしていたが、病気ではなく、過飲酒の結果だと思っていた。毎年人間ドックで受診していたが、特に問題はなかった。しかし、四十五歳位からいそがしくなり睡眠は五時間くらいと短くなり、暴飲暴食気味で、日頃から消化薬を常備薬としていた。

二〇〇一年（五十二歳）　春頃よりいびきの途中で息が止まって、死んだかと思ってびっくりしたと妻から言われた。その後、息が止まったら、身体をゆすったりして刺激を与えて息が戻るのをいちいちたしかめてもらうという状態。

その後、回数が増え、気にしていたが、マスコミなどで無呼吸症の記事が出るようになり、医者に行かなければと妻が心配する。

二〇〇二年（五十三歳）　一～二月頃から、昼間も非常に眠く、夜、車の運転中も睡魔に負け、目的地や帰宅する前に、途中で車を止め休まなければ運転できなくなった。午後二～三時の昼食後も目が開いていられない、気を抜くとイスに座りながら意識がなくなってしまうということも起こる。

同年十月九月、石垣先生に診察していただく。非常に激しい一カ月もの長期間続いていた咳は、三回の内臓調整で止まり、睡眠時の無呼吸は一〇回の治療でなくなる。

●本人談

T市民病院の診断結果は、一分以上ひんぱんに呼吸がとまるため、手術しか改善できないとのこと。機械による睡眠中の強制呼吸の方法もあるが、私には無理と言われ、また自分自身もそんな器具をつけて寝るのはとても無理と思われました。

知人の耳鼻科の先生にも相談をしましたが、手術しかないように言われ、とりあえずは常に横向きで寝ること、それには背中にテニスボールなどを入れることにより、強制的に上向きをしないで横向きで寝る方法を教えてもらいました。実際に行ないましたが、まことに寝にくく、数回で止めてしまいました。

その後、手術をするならば何が良いかということを調べ、一般手術とレーザーによる手術などの方法を比較し、どちらをえらぶべきかと困っていました。数カ月、どうするか迷っていましたが、手術には時間がかかるし、仕事を休むのも長期間となるため、結局ズルズルと日が経過していました。

その後、先の耳鼻科の先生から、「先日、クローズドの研究会があって行ってきたが、無呼吸症の手術は四〜五年後、再発、その部位が悪化する」という話をきかされ資料も見せられました。アメリカにおける無呼吸症の治療実態とその後の経過観察についての資料でした。これは手術できないと考え、また眠くなるままの状況が続きました。

平成十四年十月、無呼吸以外に咳が一日中、激しくて、人と会っていても失礼と言いながら、何回も連続して激しくゴホン、ゴホンという状況で、胸の痛みもあり、苦しみました。石垣先生を紹介され受診したのはその頃です。

非常に激しい咳は一カ月もの長期間続いたのですが、三回の通院で止まり、大変楽にしていただけました。無呼吸についても、十回くらいの治療で、妻がいびきをかかなくなって息も止まっていないとその効果に大変驚きました。朝起きると、口からノドが乾き上り、ヒリヒリしていたのがなくなりました。これは〈たまご理論〉によれば、内臓活性化により口呼吸から正常呼吸である鼻呼吸に変ったからだそうです。

内臓の動きと顎関節のズレ、内臓の動きと横隔膜を通した正常・異常呼吸、内臓の動きと体液の循環など、今まで聞いたことのない説明ばかりですが、聞けば聞く程、自分の人生、生活を振り返り、体の変化を素直にありのまま見れば、納得のいくことばかりでした。コロンブスの卵的発想、正に先生のおっしゃる生命三十八億年の正常構造と機能を活かす治療、革新的な考えであると思います。

お蔭さまで、仕事柄、毎日忙しく身体を酷使していますが、昼間に睡魔におそわれたりすることもなくなりました。一日中順調に仕事ができるようになりました。それまで胃腸薬を手放したことがなかったのですが、気づいてみたら、その後ずっと薬を飲まなくてもよい身体になっていました。また深酒（本当は禁止されていますが）をした時にも、二日酔いにならず、大変調子が良くなっています。

12 「アトピー性疾患」（平成十七年二月十二日報告）

小児アトピー性皮膚炎のお子さんをかかえられた一人の女性の次の談話については、もはや何をつけ加える必要がありましょうか。そのままお読み下さい。

先日、「アトピーに灯を」の記事（注　産経新聞平成十六年十二月二十五日の夕刊。大東市で重症のアトピー症の幼児をかかえた一家が練炭のガス中毒で自殺したことを指す）を読み、三年程前の私の子供の状況が頭によぎり胸を痛めました。現在私には、七歳と三歳になる男の子がいます。

長男が一歳半よりアトピーと喘息を発症し、あらゆる箇所がかゆみにおかされました。夜は新生児のように三時間おきくらいに目を覚まし、出血するまでかきむしり、眠たいのにかゆみで眠れないうえにまだ言葉もろくにしゃべることができなかったので、ただ泣きわめきかんしゃくを起こしていました。

当時マンション住まいで子供の泣き声もすごく気になっていたので真夜中に外に連れ出

し、大好きな自転車の前のイスに座らせ気を落ちつかせ、辺りをウロウロして自転車で寝かせたりもしました。

朝方にようやく眠りにつきますが、通常の子よりはるかに睡眠時間が少ないのです。朝パジャマを脱がすと肌着には血がにじみ、皮膚と肌着がひっついている状態でした。お風呂に入れるときは、普通に脱がすと皮がはがれ痛がるので湯につかりながらゆっくり脱がしたりして、ひと苦労でした。

起きている時は、遊びながら常に体をかき、集中もできませんでした。知恵がつくようになると自分で先のとがった物をみつけて傷ができるまでかいていました。かゆみでイライラして友達にも乱暴したりしてすごく気もあらかったように思います。

首やアゴの周りをかいているとポロポロ皮が落ち、黒い服を着ていると白い粉だらけになるので電車に乗っている時は周囲の目をすごく気にしました。

色々な本を読み、アトピーとこの先どのように付き合っていったらいいのか自分なりに調べ勉強しました。でも最後に頼るのがステロイドでした。皮膚科でのかゆみ止めの内服薬も服用させました。薬を使うとさすがにその日の夜は一回くらいしか起きず私も楽でした。幼稚園に行く頃には、首の周り、ひざの裏などはどす黒く、皮膚がごわごわして、しわが何本も入り象の皮膚のようになっていました。皮膚科の先生からはステロイドの使用方法や注意など説明もあったのですが、薬の効果にあまりにも私自身が頼り、必要以上に塗っていました。幼稚園で友達からも、「何でこんなにガサガサしてるの？」って聞かれたこともあったようです。そんなことをあまり気にするような子ではなかったので、「アトピーでかゆいねん。うつらへんで」と言ったそうです。が、傷つきやすい子であれば通園を嫌がり、私も追いつめられていたにちがいありません。主人は出張などで家をあけることが多く、私自身主人の力をあてにせず夜の看護も一人でしてきました。そんな、孫や私を見て近くに住む主人の両親は、アトピーに効くという、石けん、入浴剤、ローション、漢方、健康食品、クリーム、医療用の水が出る機械など、ありとあらゆる高価な物を取りよせてくれて、いつも気にかけ、見守ってくれていました。

そんなころ、じつは下の子も生後三カ月程より原因不明の咳が長期続き悩んでいたのですが、姑の友人から石垣先生を紹介していただきました。その方は、「石垣先生の所には、アトピーの子がきてるけど、みんな薬を使わないできれいに治っているから大丈夫やからすぐに行っておいで！」と言われるのです。

薬を使わずきれいになるなんて考えられませんでした。薬を使わなかったらもっと悪化してしまうはずなのにどうして？　と半信半疑で石垣先生の所へ行きました。

石垣先生にお会いして今までの経過を話しました。先生は、薬をいっさい使わず〈たまご理論〉に基づく内臓調整で治してあげるからね！　と言ってくださいました。除去食の必要もなく、要は体の器をよくすることによりアトピーも改善されていくとお話がありました。私自身すごく安心して、気がらくになりました。

当初は、毎日通院しました。一週間もたたないうちに便秘だったのがスムーズに健康な便も出るようになりました。一ヵ月程たつと手首のガサガサが徐々に消えていって肌の色も本来の色に変り、ツヤが出てきてお風呂に入ると水がはじけて落ちるのが見られるくらいになりました。そんな感じで、お腹、胸、ひざの裏、耳、頭皮、背中と順番に全身がみるみるうちにきれいにツルツルになってきました。現在小一になりますが、今はアトピーとわからない程に改善されて、知り合いに会うたびに「きれいになったね！」と言われるようになりました。

いつの間にか喘息発作も出なくなって風邪もひかず病院へ行くことがなくなりました。夜中、毎日かゆみで起きていたのが今は、朝まで熟睡することができて新しく体が生まれ変ったかのようにすべてが変っていました。

性格もあれだけ気性があらかったのが、おだやかになり人の話を聞けるようにもなりました。

今回、記事を読みアトピーはかゆいだけではなく精神的にもおかされる病気ということがよくわかりました。もし石垣先生とご縁がなければ、二人のアトピーの子供をかかえて毎日どのように生活していたのだろうか…。今頃、皮膚もズルズルになり血だらけの状態で学校へ行っていたことでしょう。

子供は正直に言うので周囲の子から「汚い！」とか言われることにより、もっと傷ついていじめの対象になり登校拒否、ひきこもりなどという問題が出てきて家族みんなが精神的にやられてしまい。大東市で起きた事件のように私達も一家心中ということがあったかもしれません。

子供が小さいうちに石垣先生に治療してもらい、入学前には肌もきれいになっていたので、周りから肌のことでいじめられたり傷つくことを言われることもなく、本人自身が精神的にアトピーで苦しむことがなかったので、すごく救われました。

もしこの大東市の方と知り合いだったら石垣先生を紹介して一刻も早く行っておいで！と一声声をかけられたのに…。そしたらここまで追いつめられることもなかったのに…と、同じアトピーの子を持つ親として思いました。半信半疑だった内臓調整の大切さが今ではよく理解できます。今は後から通い出した弟がアトピーで通院しているので、一緒に健康維持のためにお世話になっています。下の子のアトピーも上の子がきれいになったので大丈夫だという思いがあるので不安もなく前向きに毎日を過ごしています。

現在、三人目の赤ちゃんを妊娠しました。出産予定が七月二十七日です。副院長先生に報告したところ、今度は、あなたの体質をよくしてアトピーの赤ちゃんが生れないよう、元気な赤ちゃんが生まれるように、予防治療していってあげようとおっしゃっていただきました。

内臓調整していただいていたら、私の冷え性、寝ていても足も冷たく眠れなかったのがぐっすり眠れるようになり、目にくまがあったのがなくなり皮膚も白くきれいになりました。びっくりしました。

一人目二人目とも、妊娠中お腹の張った感じがずっとあったのが、今回はまったくありません。体質改善していただいてお腹の赤ちゃんがきれいな酸素と栄養豊富な血液ですくすく大きくなっていると思うと、うれしくなってきます。

ありがとうございました。

13　肺転移後の「前立腺ガン」（平成十七年三月十二日報告）

肺転移後の前立腺ガンについてのNさんの体験報告をお聞きしましょう。この前立腺ガンの患者さんは現在第一線に復帰して大変活躍しておられます。

私は三年半前までは、自分は健康優良児だと思い込んでおりました。

学生時代に陸上部、バスケットボール部で鍛えたお蔭で病気知らず。社会人になってからも会社を休むことなく働き続けて来た典型的な団塊世代の仕事人間でありました。忙しい時には各種イベントが目白押しで、土・日・祝日出勤も平気でこなしておりました。入社以来、営業畑一筋で、良いお得意先、良き先輩、上司に恵まれ、可愛がられ、鍛えられ、体育会系のノリで更に上を目指し、会社人生を全うしたいと考えておりました。

異変は突然やって来ました。毎年恒例の定期人間ドックにて、前立腺ガンが発見されました。自覚症状は特にありませんでしたが、肺に転移した腫瘍痕が八ヶ所ほど確認され、医師から「このまま放置すれば、あと一年もたないかもしれない」と通告され、いきなり目の前が真っ暗になりました。家内は頭の中が真っ白になったそうです。今まで何年間も人間ドックで検査し、連続して「特に異常なし」の判定を重ねてきたものが、何の予告もなしに、いきなり後一年と言われてもまったく不可思議で、にわかには納得出来ず、怒りこそありませんでしたが、何か、どこか間違っている、あの検診はいい加減なものだったのではないか、など不信感が増すばかりでした。

この間、私は社命により、それまでの大阪支社長の役職を交代させられ、本社付きの無任所ポストになりました、治療に専念させていただける体制とはいえ正直なところガックリしました。更に上を目指し、会社人生を全うしたいと考えていた私にはショックでした。しかし世の中、縁とは不思議なもので、担当交代の挨拶に出かけたある得意先の常務さんに石垣先生を紹介していただき、すぐに診ていただく運びとなりました。

大学病院での治療方針について、よくわからないまま続けるのは将来的に不安なので、担当医に尋ねますと、先ず当初はホルモン剤で男性ホルモンを押さえ、腫瘍を小さくしておいてから最終的には抗ガン剤、放射線で叩く、完全に無くなるかどうかは不明だ、とのことでした。これではキチンと治る方法は確立されていないわけで、正直に説明していただきましたが、不安感は募るばかりでした。

私は以前より社内外で、抗ガン剤治療を行い体力、気力は落ち、食欲不振、頭痛などに苦しみながら仕事を辞めて行った人を何人も見てきました。私も、もしも抗ガン剤を使用し続けねばならなくなれば、今の仕事はとても続けられない、と覚悟しておりましたので、薬を使わず、内臓調整にて血行促進し人間の本来持っている最高の免疫力を引き出し、体の根本から治していくという考え方で、これまで多勢のガン患者も診て来られ、他の病院では難しいといわれた人でも治してきている〈たまご理論〉のことをうかがい、石垣先生に賭けてみようと決めました。

平成十三年十二月二十六日、不安な気持ちを抱きつつ夫婦で寄せていただきました。副院長の問診が始まりました。

- 後一年しかもたないと宣告され、毎日毎日が不安であること。
- 将来のことを考えると、毎日眠れないこと。
- 夫婦で身体のこと、病気のことを話していると家内が泣き崩れてしまうこと。

持って行き場のない気持ちを聞いていただきました。

最後に副院長から「一番の希望は何ですか」と尋ねられた時、「元の支社長のポストに戻って、また働きたい、それが私の願いです。望みです」と申し上げました。

副院長から、「必ず支社長のポストに戻れるよう、元気にさせてもらいますね」といわれ、未来に明るい希望が灯ったように勇気づけていただきました。

お蔭さまで以前のように元気に働けるようになり、お世話になって一年後には一旦降ろされた役職の大阪支社長のポストに復帰、毎日忙しいばかりか、ゴルフ等も従来通り出来るようになりました。

いや、病気以前よりもむしろ元気になりました。最初に診ていただいた折に、「大丈夫、〈たまご療法〉で頑張れば、元のポストに戻してあげる」と目一杯の温かい励ましをいただいたことを、今でもよく覚えております。お蔭さまで希望を失うことなく、諦めないで病気を前向きに捉え、非常に良い結果を出していただき、大変感謝しております。体重も大幅に減少、七五キロ↓六四キロ、ウエスト九一センチ↓八三センチになり動きやすくなりました。食事の量も無理なく、コントロール出来るようになりました。

しかしながら、喉元すぎれば熱さ忘れるの諺どおり、深い闇の中に突き落とされた中から命拾いさせていただいたあの時のことを忘れることもあります。ついついもう治っている、良くなっていると過信し、体がよく動くに任せて、以前のような過密スケジュールを組み込みハッと気が付けば、ハードな毎日を送るようになっており、治療回数も間が開くようになり睡眠不足気味になっておりました。これらの点を院長、副院長より厳しく指摘され、これでは以前と同じように病気になる体質に戻ってしまい、折角良くしていただいたこの体を、また台無しにしてしまう恐れあり、今生きている有難さ、人生の大事さをお分かりでない、とお叱りをいただきました。

私は、今までのご尽力の数々を思い起こし、大変申し訳なく大いに反省させられました。改めて命に関わる重大な病気を持った体であることを自覚し、折角ここまで良くしていただいたことに深く感謝し、生活態度を改め、規律ある治療生活と、それに見合った勤務状態に切り替える努力をする必要性が大であると考えております。

以上がNさんの報告ですが、Nさんのような肺転移後の前立腺ガンのケースについての標準的な現代医学の治療法は次のようなものです。

①転移後の前立腺ガンに対する現代医学的治療は、ホルモン療法のみが、唯一延命効果が期待できる治療法である。

②ホルモン療法として（一）～（五）までの方法がある。

（一）去勢術
（二）エストロゲン療法
（三）ＬＨ‐ＲＨ療法（皮下注射）
（四）アンチアンドロゲン療法
（五）（一）と（四）ないし（三）と（四）を併用したものとして、maximal andorogen biockade (MAB) 療法がある。去勢術やＬＨ‐ＲＨ療法にアンチアンドロゲンを併用する治療法である。
③ホルモン療法の効果
治療開始後、有効で画像診断上、転移巣が消失したり、自覚症状が良くなったりする。
④ホルモン療法の問題点
（一）［前立腺ガンが再発する。］
ホルモン療法の効果がなくなり再発する。ホルモン療法は二年、早くて一年で効果がなくなる。この状態、ホルモン不応性前立腺ガンに対しては有効な治療法がなく、余命約一年である。
（二）［生存期間］

広範囲の転移あるケースの場合、平均生存期間はトータルで二年半である。

（三）［副作用］

性欲減退、勃起力低下、乳房腫張、胃腸障害、肝機能障害、筋力低下、骨粗しょう症、ホット・フラッシュ症状（突然のほてりと発汗、不眠、集中力の低下）、狭心症、心筋梗塞、脳梗塞、肺梗塞等

右記のように、ホルモン療法の一番の問題点は、

（一）効果がなくなること（ホルモン不応性前立腺ガン）

（二）再発すること

（三）再発すると効果のある治療法がないこと

（四）再発すると余命約一年であること

（五）広範囲の転移あるものはトータルで生存期間二年半であること

このようにNさんのケースの場合、現代医学的治療を受けても限られた命であることがお分かりいただけると思います。この現実に対し現代医学の長短を取捨選択し、いかに〈たまご理論〉で統合化し、Nさんが社会復帰できたかを理解していただきたいと思います。

●N・Eさん（五十八歳）〈たまご療法〉による治効

Nさんは平成十三年十二月二十六日、初診。御夫婦で来院されました。K大学病院のホルモン療法による治療開始の二日前でした。以下は、Nさんの治療経過です。

二〇〇一年（五十四歳）
七月二十五日　定期人間ドックを受ける。
八月十日　K大学病院、CTで肺ガンの診断。
十一月十九日　内視鏡による生検で肺の線ガンと診断。前立腺ガンの腫瘍マーカーPSA九・一
十二月六日　前立腺ガンと診断。PSA一一
十二月二十六日　たまごビル初診。石垣院長による治療方針の決定。〈たまご理論〉による内臓調整と現代医学的治療のMAB療法の併用でスタート。
十二月二十七日　K大学病院で骨シンチグラフィ検査。
十二月二十八日　LH‐RH療法（ホルモン注射）開始。
十二月二十九日　アンチアンドロゲン療法（抗男性ホルモンの服用）開始。

二〇〇二年（五十五歳）

一月六日　石垣院長よりNさんの妻に転移後の前立腺ガンの概略説明。K大学病院では治療しないと余命一年なし、またホルモン療法をしても再発して、有効な手立てがなくなるとの宣告。精神的ケアを行う。

一月十九日　石垣院長より本人に再発の説明。再発を防ぐため、PSA値正常、画像診断で異常がなくなった時点でホルモン療法の中止を提案。

一月二十五日　内臓調整十回目。K大学病院、PSA二・四（正常値）となる。

二月十三日　石垣院長より本人に再度、ホルモン療法の中止提案。

二月二十二日　K大学病院、PSA〇・三。担当医、劇的効果に驚く。これは内臓調整二十回目。本人より担当医に抗男性ホルモン中止の申し入れを行うが、「教科書にない」と断られる。

三月十五日　自らの意志で抗男性ホルモン剤の服用を中止する。

四月十九日　抗男性ホルモン服用中止一カ月後、PSA〇・二。

四月三十日　石垣院長より再発防止のためホルモン注射の中止提案の再度説明がある。

五月十七日　PSA〇・二。本人より担当医にホルモン注射中止の申し入れを行う。担当医師より「前例がなく、マニュアルにない」と言って断られる。
七月十九日　PSA〇・二。抗男性ホルモン服用中止後四カ月経過、内臓調整五十回目。本人より担当医に、PSAが低位安定しているので、一時的にホルモン注射を中断したい、これは自分の責任でやります。数値がもし許容範囲を越えることがあれば再開しますと話す。ルール違反と嫌がる担当医を説得し、ホルモン注射も中止することになる。

但し、抗男性ホルモン剤は必ず服用するようにと強く担当医に念を押される。実際は三月十五日に中止をしたままであり、この日を境に転移後の前立腺ガンに対する唯一の現代医学的治療であるホルモン療法は中止となる。

十二月九日　PSA一・八。
二〇〇三年（五十六歳）
十二月二十二日　PSA二・六。
二〇〇四年（五十七歳）
九月三十日　PSA二・六七。
二〇〇五年（五十八歳）

一月三十一日　ＰＳＡ二・四六。

三月十二日　たまごホールにて体験発表。抗男性ホルモン中止より三年、ホルモン剤注射中止より二年八カ月。〈たまご理論〉に基づく内臓調整のみで、ＰＳＡ基準値の〇～四の正常範囲であり、画像診断、骨シンチグラフィ等、現代医学的検査は全て正常である。

Ｎさんのように〈たまご理論〉にもとづく内臓調整を受けると、どんな病気の方でも「健康体の三原則」に近づいてきます。

そのため、人体の力学的安定力、体液の循環力、内・外呼吸力、生化学、自律神経、ホルモンのバランスが良くなり、総合的な免疫力が必ずついてきます。

この現象に例外はありません。

Ｎさんの場合も総合的な免疫力がアップして前立腺ガンの再発を防ぐことができているのです。Ｎさんの治療前と治療後の健康体の三原則の変化が分かれば、みなさんの病の治療と予防に生かせることができるので以下に掲示します。

左の写真は平成十三年十二月二十六日の初診時のＮさんで、上腹部が下腹部より異常に高く「上虚下実」「正姿勢」がくずれているのが観察されます。

平成十七年一月十一日、内臓調整を積み重ねた結果、再発のおそれもなくなり、御覧のように上腹部が下腹部と比べて低くなり「上虚下実」の状態になり「正姿勢」に近づいているのがよく分かります。

また、身体の表面温度の変化でみると、初診時、頭部と足部の温度差が約八度あったのが、例えば平成十七年三月十一日時点では温度差が約一度近くになり、「頭寒足熱」の健康状態になっているのが観察されます。

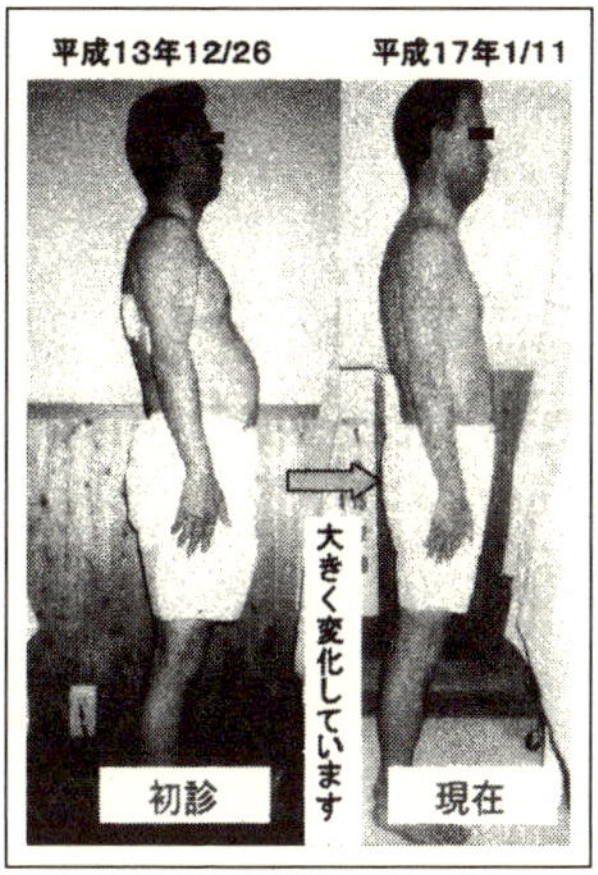

体表温度

日付	頭部	足部
平成13年 12月26日	33.8℃	右 26.1℃ 左 25.8℃
平成17年 3月11日	31.8℃	右 30.1℃ 左 30.4℃

内臓調整により体内の循環がよくなり，「頭寒足熱」の状態に近づいている

たまごビルと年中行事

梅雨も終りに近づくころになると、たまごビルでは、七夕まつりにそなえて待合室全体がいそがしくなる。笹の枝に、だれもが思い思いのねがいを色とりどりの短冊に記すのが、恒例の風景となる。夏のお盆のころには、盆おどりが計画され、たまごビルのテラスに踊りの輪ができる。のど自慢も計画されている。

　とにかく季節のおりおりの楽しい行事は、どれ一つとして省略されることはない。年末の餅つき行事は、ここでの大イヴェントだ。石垣夫人は、本来の副院長としての仕事と餅つきの行事の手配とのかけもちで、大変な忙しさだ。誰も彼もみんな役割表に自分の名前を書き込む。

　季節のまつりだけではない。味噌つくりの時期がくると、みんなで大豆から味噌を仕込む作業が行われる。おいしい手前味噌がどっさりとできてくる。とにかく、大自然の季節のめぐりと人間の行事とが、しっくりと同調しあって、この病院のリズムをつくっている。生きるとは楽しいことだ、生命とは快いものだという石垣先生の考え方が、そのまま無理なくこの病院の日々のリズムを作っている。大自然の動きを意識せずとも、人間は季節の行事を通じてそれにうまく同調している。歴史が生んだ人間の知恵である。

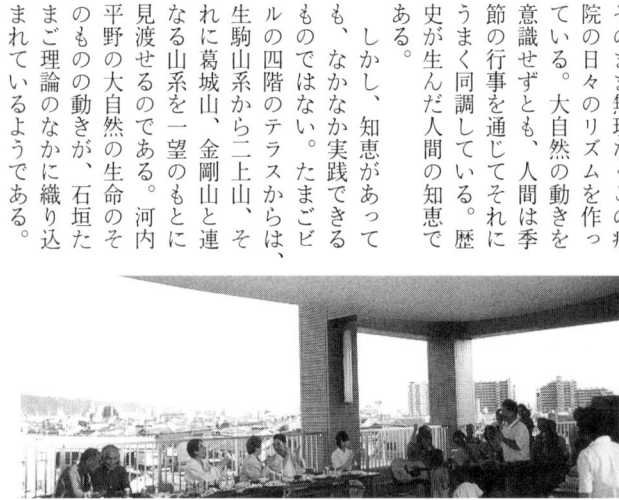

　しかし、知恵があっても、なかなか実践できるものではない。たまごビルの四階のテラスからは、生駒山系から二上山、それに葛城山、金剛山と連なる山系を一望のもとに見渡せるのである。河内平野の大自然の生命のそのものの動きが、石垣たまご理論のなかに織り込まれているようである。

終　章　未病を防ぐ日々の実践

1　医療費を減らす

〈たまご療法〉の基本は予防と治療、健康維持、増進の一体化にあり、私の長年の経験と多くの臨床例から生み出した独自の新しい原理で実践してきました。それによって薬を減らし、医療費の削減ができていきます。医療保険制度はもはや破たん寸前で、私たち国民の負担は今後増大し、大きな犠牲を払うことになりますから、一人一人が自覚を持ってこれに歯止めをかけることが必要となってきました。

現在、国家予算の中で医療費がどれくらいあるかご存知でしょうか。二〇〇一年度では、約七八兆円の国家予算のうち約三〇兆円が医療費に充てられ、三分の一以上を占めています。その中でも約九兆円が薬に使われていますから、医療費の約三分の一ということになります。

私の見解では、どう見積もっても薬は三兆円しかいりません。あとの六兆円はムダです。仮にムダなことをしても、人が元気に幸せになることであれば悪いことではありませんが、逆に害をまき散らしています。薬を飲むことによって身体は悪くなっていきます。もちろん病気によっては飲まなければいけない薬はありますが、三種類以上は必要ないと思われます。

私たちは世の中を不健康にするためにお金を支払い、このことに気づいてはいません。財政的国家破綻は着実にちかづきつつあります。人体に対する薬害はもちろん、国家財政に対する薬害も国民一人一人が自覚する必要があります。しかも、明らかに矛盾したことに加担させられています。私は、「これはおかしいからやめておきましょう」と言い続けて、医療の面から世の中を変えていこうとしてきました。実際に治療の中で薬を減らし、薬なしで病気を治すことがほとんどのケースで可能です。非常に良い効果が出ていますから、この輪をどんどん広げていきたいと思っています。

もう一つ実践していることですが、検査で病気がわかる前の段階で、その芽をつみ取るということです。検診という制度がありますが、病院で受ける検診は病気があるかどうかの検査や診察です。そこで病名がつけられ、こうしなさいああしなさいという指導や治療になりますが、たびたびお話していますように、病気になるにはその二〇年も三〇年も前から原因と経過があり、病気はその結果にしか過ぎません。

病気になる経過の段階で不定愁訴という状態が出てきますから、内臓の動きを調べて身体全体を診察することによって大きな病気にならずにすみます。内臓調整を行ってセルフコントロールできるように持っていきますから、薬はほとんど必要ありませんし、ムダな医療費の出費がなくなります。

環境災害の経験的な法則に、ハインリッヒの法則というのがあります。これは医療事故にも当てはまると言われていますので、ご紹介しておきたいと思います。この法則は、労災保険の会社で働いていたアメリカのH・W・ハインリッヒという人が見出したものです。

ハインリッヒの法則とは、一つの大きな事故が起きた場合、次に関連して、起きても不思議でない軽い事故が二九件の確率で発生するというものです。少し条件が変わるだけで同じような事故が起こる可能性という意味ですが、そこにはさらに、少しのミスで起こる小さな事故が三〇〇件存在するという統計が出ています。この法則は綿密な追跡調査によるものです。

私たちの身体にもこの法則が当てはまります。内臓が弱っていて、精神的、肉体的能力が低下している場合にミスが出てきます。自分で起こそうとしなくても、脳循環が悪くなって身体の動きも悪くなり事故を起こすことがあります。特に春先や秋口に交通事故が増えますが、これは温度差に内臓の機能がついていけなくなって、脳循環を含め全体の循環が悪くなり、とっさの出来事に対処できないというものです。

一般的に春と秋に事故が多いのは原因不明とされていますが、このような内臓の動きと関連があります。物事にはすべて原因と経過と結果がありますが、その芽が知らず知らずのうちに育って出てくるのが病気や事故です。どこに出てもおかしくない病気が、脳卒中であったり、神経障害であったり、心臓疾患であったり、さまざまです。少し環境や要素が変わっただけで出てきます。

身体がだるいなどの不調があっても、ちょっとしたネジの締め忘れが必ずあります。この段階で内臓調整と日常生活処方を守っていけば、大きな事故や病気にならずにすみます。私どもでは社会的な役割分担を医療の面から受け持ち、国家予算の中の医療費の支出を少なくしていこうというものです。なおかつ日々の生活を楽しいものにして、生活レベルを上げていくことを目標にしています。

二〇〇二年度から、保険料の値上げはもとより、サラリーマンの医療費自己負担を二割から三割に増やす、高齢者医療の対象を七十五歳に引き上げる、あるいは医療機関の診療報酬を引き下げるなどの医療改革法案が成立しました。医療保険制度そのものに大きな問題がありますけれども、現実の医療政策は悪くなる一方です。

私たちはむやみに医療にかかることなく、薬に頼ることなく、健康体に近づけること、内臓＝消化管の運動機能を活性化する生活を送ること自体が社会を良い方向にもっていくことにつながっていきます。

2 「ああよかった」「面白い」という快楽

私が患者さんと接する時、その人にとって薬や手術が本当に必要なのか、今の医療の根拠というものを徹底的に調べ上げます。どれ一つをとってもおろそかにできるものはなく、いつも真剣勝負です。生活をたて直し、どのように健康体の身体にしていけばよいのか、その方向性を話しあいフォローしていきます。

もし、今飲んでいる薬が必要ないとか、手術はやめた方が良いという考えの時、患者さんに説明し、次に医師と話し合いをしていただきますが、納得してもらうにはたいへんなエネルギーが必要です。医師の立場、患者さんの医療についての知識、いろんな要素がからみ合っていますから、感情的なことも理論的なこともお互いに納得しなければ進めません。

医師の人柄が良いから、あるいは長年通っているからということだけで自分の命を犠牲にしてはいけませんし、そのこととはまた別の次元の話ですから、最終的には自分の選択にかかってきます。

この時、患者さんは大きな厚い壁にぶち当たることになります。ここで困難を乗り越えて、自分自身が納得のいく状況が作れるかどうか、「やったぞ」という達成感を持つことができるかどうかの別れ道になっていきます。立ちふさがる困難という厚い壁を前にして、エネルギーを発揮することなくUターンしたとしたら、この人の今後の人生はどうなるでしょうか。なかなかできないことであっても行動を起こして乗り越える、皆さんにはぜひそうあって欲しい、このような思いで私は日々医療の面から取り組んでいます。

波風を立てたくない、面倒臭い、皆がやっているのと同じことを自分もしておこう、というのではなく、自分自身の行動の基準を持って、物の見方・考え方をはっきりさせていかないと、いつまでも不快な状態から抜け出すことはできません。そのためには自分を知り、いかに生きてきたのか考えることが必要です。物事を深く考えないと人は流されていきます。

では、壁にぶち当たってUターンしてきた人は、どのような精神状態になるのかを見ていきましょう。間違いなく不快が続いて病気の原因になります。これでいいのかと不安になり、おかしいと思っても行動を起こさないと楽しくないし、気力がなくなっていきます。ストレスがたまる原因を、ここで完全に自分が作ってしまっています。

問題が解決していないから、悩みを持ったままイライラした気分を身体に抱え込んでしまい、その積み重ねが病気を招くことになっていきます。これが病気の一番の原因ですから、「気持ちの持ち方一つで……」というあやふやなことではなく、快・不快というはっきりとした二つの状態に別けて考えていくとよく分かります。

病気の前に自信喪失があり、ノイローゼ、うつ病、自殺に及ぶこともありますから、快・不快は大事なバロメーターです。ストレスは過食を招いて、あらゆる病気の原因となりますから、〈たまご理論〉の一次的根源的基準「快・楽」が、深い意味を持っていることをご理解いただけたと思います。

次に、困難という厚いカベを突き破るにはどうしたらよいのかについて考えていきたいと思います。これには精神力、体力が必要ですから、心身ともに健康でなければなりません。

まず一番目に、「人は楽しく生きるべき存在である」という物の見方、考え方、行動のし方を、理屈としても感覚としても身につけること。普遍的な一つの理屈がないと、人の言葉に左右されて流されていきます。

二番目に、己を知るということ。自分自身を知る一番の近道は、歩んできた生い立ちを知ることです。どういう親に育てられ、どういう生き方をし、どう感じ、いま自分はどういう位置にいるのか、ということです。

三番目は、内臓調整によってその動きを活発にしてやること。内臓の動きが良いと自律神経が調整され、ホルモンの分泌が良くなり、血液の循環も良くなります。力学的安定が得られ、免疫力も旺盛となり、これらによって必ず前向きな気持ちになりますから、意欲が出て体力もついてきます。

以上の三つを身につけ、経験していただきたいと思います。そうすると困難というカベを破るパワーがわいて、七十歳であっても八十歳であっても、必ず乗り越えていけます。

人によって困難な問題というのはさまざまです。夫婦間のこと、子育てのこと、あるいは会社での人間関係、仕事のこと、また子供同士でも問題は起きてきます。そんなときに、快・不快を基準として大きなカベを乗り越えて、「ああ、よかった。面白い人生だ」「やったぞ」という自分自身に納得のいく状況を作っていただきたいと思います。一人一人のそのおこないが沈滞した社会的ムードを打破し活性化することにつながっていきます。

3 「たまごビル」が目指すもの

「たまごビル石垣」という名称の七階建てのビルが、一九九七年にオープンしました。西洋医学、東洋医学、ホリスティック医学、代替医療、民間療法のそれぞれの利点と専門性を活かして統合化をはかり、全人的ケアーのできる〈たまご理論〉の実践の場としての医療ゾーンを目指しています。これまでの三〇年の実績の中で、たくさんの患者さんの支援によってできたものです。

建物はビルの中にすっぽりたまごが入ったような設計になっており、たまごホールは人間の源である宇宙・地球と、絶対的な安楽の場である母親の子宮という二つのシンボルを表しています。ホールの中はプラネタリウムのようになっており、星をイメージしたたくさんの窓があります。ご縁のある方の輪がどんどん広がり、皆さんにこのホールを活用して幸せになっていただきたいという思いがこめられてできたものです。

患者さん同士が幅広く交流をはかり楽しみを分かち合う「たまご会」という会が育っていきました。人間は本来楽しく生きるべきである、という私の思いを実現しているものです。今のさまざまな活動を通して、老若男女それぞれが役割を分担し、責任を持ち、一人一人が必要欠くべからざる存在であることを自覚していきます。

たまご会の最も重要なもので、毎月一回第二土曜日に開催している健康講座では各分野の専門医をお招きして医療について西洋医学の立場からお話をしていただきます。そしてさらに年に何回かの患者さんの体験報告会があります。自らの病状や心の葛藤を包み隠すことなく明らかにし、〈たまご療法〉によって回復していった過程を発表する場です。発表当日までに患者さんとは一〇回くらい話し合いの場を持ち、たくさんのぶつかり合いもしていきます。

そうすることによって患者さん自体が自分の病気はどこから出てきたのか、なぜこうなったのか、ということをはっきりと自覚することができていきます。一般の臨床ではこれだけのお話はできません。そして今後どうするのかというところまで一緒に考えていきます。このことが、患者さんの今後の生活をより良くするためにもたいへん役に立っています。

さらに、体験発表を聞いた同じ病気の人が自分自身の参考になっていきます。病気の内容は違っても基本的な理論、病気になる原因はほとんど同じですから、一般の人にも理解ができ、病気の予防に役立てていただくことができていきます。このような意味から体験発表をしていただくようになりました。

先に申しました通り毎月一回第二土曜日に開催している健康講座では、各分野の専門医から、薬の副作用、医療過誤、医療にかかる時の心得、さらに肺、心臓、その他のあらゆる臓器について、歯科も含めた内容となっています。年に一度、市の救急医療隊の方々による交通事故や火災、心筋梗塞も含めた救急時の対処のし方について、その心得を教えていただいております。

また定期的に、呼吸法や自立訓練法についての指導も行っています。健康で生きることの大切さや、大きな社会問題となっている介護問題、人間が人間らしく生きていくための医療や社会、精神のありようについてまでも、さまざまな角度から学び考えていきます。

そして、人間本来の「人は楽しむべき存在である」という観点に立ち戻り、四季折々の行事を楽しみます。ひな祭り、お花見、五月の節句、果実酒づくり、七夕、お月見、また秋の一大イベントとなっている「院長を囲む会」では手づくりの料理を持ち寄って、歌あり踊りありゲームありで、この日ばかりはアルコールもＯＫという楽しい一日を河内平野をみはるかすたまごビル四階の屋外イベントホールで開催します。季節の移ろいを感じ取りそれを伝承しつつ、健康であることのありがたさをしみじみと感じるひとときでもあります。

年末恒例のみそづくり、餅つきでは、大豆、塩、米などの原材料から手作りし、それをお正月の雑煮にしていただきます。家庭で味わい楽しむことによって、統合化された生活感覚とその伝承を果たし、生きることの基礎力となるようにとの願いがこめられています。

たまごビルの表に「難病を癒す石垣療法」「未病を癒す石垣療法」「人を幸せにする石垣理論」の看板を掲げていますが、「人を幸せに――」と言うと、何かの宗教団体ではと思う人が多いようです。本来仕事というものは人を幸せにするためにあるという私の考えが、何か間違った方向に受けとられる世の中になっています。

人間は流される存在ですが、何とかこれをくい止めなければ、ますます世の中の情勢に流されていきます。間違っていることでも、多くの人がそちらに向かっていたら、それが正しいというような錯覚に陥る人がたくさんいます。まず自分自身の仕事から再出発をして、一人一人が健康になり、地球の中の東アジアに属する日本という国を立て直していかなければならない、という切羽詰まった私の思いが、たまごビルにたくさん詰まっています。

あとがき

最近の急激な近代文明の発達とともに、地球自体がもつバランスシステムがくずれつつあるように、過度に細分化された社会生活と方向ちがいの医療が人体丸ごとのバランスシステムをくずしつつあります。

必要なことは、地球自体がもつ復元力を生かすことであり、医学にとっては生命三十八億年の適応力の結果である人体の正常構造と機能を生かすことです。

そのためには、明確な意志をもつ必要があります。本書で私は、「人間は楽しく生きるべき存在である」「人は楽しむために生まれてきた」という生き方を中心にすることを示しました。

その上で人間が生物として生きる基本である、とり込み、消化、吸収、排泄という一連の一番大事な営みを、原腸から意味づけし、消化管の運動機能の活性化が人体の治癒力を生かす最高の方法であること。また、人体は物体であり、化学的作用ばかりでなく物理的影響も受け、その最たるものは体の中での体液の対流現象であり、その程度により生命活動の強弱が決まってくることを記しました。

生きる上で最も大事な消化管の運動機能と、体液の対流は、人体の中で生活という場を通しておこなわれていますが、その場でこの二つの現象を円滑に進めるのは、快楽感覚であることを本書でお話ししました。

さらに、人体の正常構造と機能がスムーズに動く状態である「健康体の三原則」を提案し、患者も医師も、人間であるかぎり変わりないこの状態を共有することにより、生活の場を通して、病に至るまでの原因・経過・結果を示しました。

これを理解し体感することにより、はじめて、患者も、医師も、医療関係者も、不定愁訴をもつ人々も、失体感症の方も、元気な方も、老若男女全てに体と心の情報の共有がなりたち、しかも治療と予防、健康増進の一体化ができることになりました。患者さんが自分の体と心の主人公となり、自分の体を客観化も主観化もできることになりました。生活を通して病を治療し予防できることになりました。

医学が変わります。医療の閉塞性を打破し、〈たまご理論〉で医療を統合化することができ、患者と医師が双方向で情報と心のやりとりができるようになり、患者は納得し、医師・医療関係者にも明らかな基準ができ、自身の本来の医療の専門性を生かすことができるようになります。まさに人は楽しむべき存在となるのです。

とはいえ、本書は新たな切り口と視点で本質を追求していますので、まだ適切でない表現や誤解などが含まれるかもしれませんが、こうした不備は浅学非才な私に責任があります。

これからもみなさんの叱咤激励を受けながら消化管の運動機能と対流を含めた、〈たまご理論〉の発展と普及につとめ、病気の治療と予防に全力を投入したいと願っています。

ここに至るまで、〈たまご理論〉ができる過程で多くの先人の知恵、問題意識のある方々の知識、情報を参考にさせていただきました。私がそれと意識せずにいただいていることも多々あるでしょう。ここに感謝申しあげます。

また私を形づくっていただいた父母・兄姉、私を支えてくれている妻・子、診療をスムーズにしてくれているスタッフ、さらに、絶えず問題を投げかけ、私に本質的な解決への努力を促してくれる現代医学でなおらない患者さんたち、病がよくなり明るい笑顔をプレゼントしてくれる患者さんたちに感謝いたします。

最後に本書の出版に関わっていただいた方々、特に懇切丁寧に御指導をいただき、またウィットに富んだコラムまでも御寄稿いただいた大阪大学名誉教授・藤田実先生に厚く御礼申しあげます。

二〇〇五年四月十九日

著　者

参考文献

●地球と生命

『全地球史解説』　熊澤峰夫・伊藤孝士・吉田茂生編　東京大学出版会　二〇〇二年
『地球・宇宙・そして人間』　松井孝典著　徳間書店　一九八七年
『地球・46億年の孤独』　松井孝典著　徳間書店　一九八九年
『1万年目の「人間圏」』　松井孝典著　ワック　二〇〇〇年
『宇宙からみる生命と文明』　松井孝典著　日本放送出版協会　二〇〇三年
『生命と地球の歴史』（岩波新書）　丸山茂徳・磯崎行雄著　岩波書店　一九九八年
『生命と地球の共進化』（NHKブックス）　川上紳一著　日本放送出版協会　二〇〇〇年
『地震』　Bruce A. Bolt 著　金沢敏彦訳　東京化学同人　一九九七年
『お母さんが話してくれた生命の歴史』1～4　柳澤桂子文　朝倉まり絵　岩波書店　一九九一年
『生命40億年全史』　リチャード・フォーティ著　渡辺政隆訳　草思社　二〇〇三年
『生命30億年の進化史』　ダグラス・パルヌー著　小畠郁生・五十嵐友子著　ニュートンプレス　二〇〇〇年
『脊椎動物の進化』原著第4版　エドウィン・H・コルバード、マイケル・モラレス著　田隅本生訳　築地書館　一九九四年

『発生と生命の進化』　ナンシー・トウシェット、ケビン・デイビス、ケイト・ダグラス著　田沼靖一日本語監修　ニュートンプレス　二〇〇二年
『生命科学と人間』（ＮＨＫブックス）　中村桂子著　日本放送出版協会　一九八九年
『生命科学から生命誌へ』　中村桂子著　小学館　一九九一年
『生命誌の世界』（ＮＨＫライブラリー）　中村桂子著　日本放送出版協会　二〇〇〇年
『生物は体のかたちを自分で決める』　ジョン・メイナード・スミス著　竹内久美子訳　新潮社　二〇〇二年
『すべては卵から始まる』　西田宏記著　岩波書店　一九九五年
『生命科学はこんなにおもしろい』　柳田充弘著　日本経済新聞社　二〇〇〇年
『生物進化を考える』（岩波新書）　木村資生著　岩波書店　一九八八年
『人体は進化を語る』　坂井建雄著　ニュートンプレス　一九九八年
『歯の比較解剖学』　後藤仁敏・大泰司紀之編著　医歯薬出版　一九八六年
『現代医学の基礎』　岩波講座全15巻　伊藤正男ほか編集委員　岩波書店　一九九八年〜二〇〇〇年
『生命形態学序説』　三木成夫著　うぶすな書院　一九九二年
『生命形態の自然史』　三木成夫著　うぶすな書院　一九八九年
『海・呼吸・古代形象』　三木成夫著　うぶすな書院　一九九二年
『胎児の世界』（中公新書）　三木成夫著　中央公論社　一九八三年
『内臓のはたらきと子どものこころ』（みんなの保育大学）　三木成夫著　築地書館　一九八二年
『重力対応進化学』　西原克成著　南山堂　一九九九年
『顎・口腔の疾患とバイオメカニクス』　西原克成著　医歯薬出版　二〇〇〇年
『追いつめられた進化論』　西原克成著　日本教文社　二〇〇一年

『顔の科学』　西原克成著　日本教文社　一九九六年
『赤ちゃんの生命のきまり』　西原克成著　言叢社　二〇〇一年
『新しい発生生物学』　木下圭・浅島誠著　講談社ブルーバックス　二〇〇三年
〈ビデオ〉
『地球大紀行』1～12　NHK編集　東芝EMI　一九八七年
『生命　40億年はるかな旅』（NHKスペシャル第1集～第10集）　東芝EMI　一九九五年

●消化管

『カラー図解　人体の正常構造と機能』（3、消化管）　河原克雅・佐々木克典著　坂井建雄総編集　日本医事新報社　二〇〇〇年
『胃と腸用語事典』　八尾恒良監修　医学書院　二〇〇二年
『消化管　腹部画像診断アトラス』　長谷川雄一・岡田淳一著　ベクトル・コア　二〇〇〇年
『胃と腸』第38巻・第4号　医学書院　二〇〇三年
『胃と腸アトラス』Ⅰ・Ⅱ　八尾恒良責任編集　医学書院　二〇〇一年
『腸を考える』（岩波新書）　藤田恒夫著　岩波書店　一九九一年
『セカンドブレイン』　マイケル・D・ガーション著　古川奈々子訳　小学館　二〇〇〇年
『胃は悩んでいる』（岩波新書）　伊藤漸著　岩波書店　一九九七年
『気になる胃の病気』（岩波新書）　渡辺純夫著　岩波書店　二〇〇〇年
『胃がんと大腸がん』（岩波新書）　榊原宣著　岩波書店　一九九九年
『粘膜免疫　腸は免疫の司令塔』　清野宏・石川博通・名倉宏編集　中山書店　二〇〇一年
『消化と吸収』　奥井勝二著　風濤社　一九八六年

『誰も気づかなかった噛む効用』窪田金次郎監修　日本咀嚼学会編　日本教文社　一九九七年
『咀嚼健康法』（中公新書）　上田実著　中央公論社　一九九八年

●食事・健康

『小食のすすめ』　明石陽一著　創元社　一九七六年
『断食療法の科学』　甲田光雄著　春秋社　一九七三年
『断食・小食健康法』　甲田光雄著　春秋社　一九八〇年
『病は食から』　沼田勇著　農文協　一九七八年
『健康医学ファースティング』　笹田信五著　人文書院　一九八七年
『排泄の医学と漢方』　近畿大学薬学部久保道徳研究室編　三一書房　一九八四年
『万病を癒す丹田呼吸法』　村木弘昌著　春秋社　二〇〇一年
『自己統制法』　池見酉次郎著　主婦の友社　一九七八年
『セルフ・コントロール』　池見酉次郎・杉田峰康著　創元社　一九七四年
『ヨーガと医学』　スティーブン・F・ブレナ著　百瀬春生訳　紀伊國屋書店　一九八〇年
『ヨガのすすめ』　沖正弘著　日貿出版社　一九七二年
『岡田式静坐のこころ』　柳田誠二郎著　地湧社　一九八八年
『万病を治せる妙療法操体法』　橋本敬三著　農文協　一九七八年
『操体法の医学』　橋本敬三著　農文協　一九八六年
『快からのメッセージ』　三浦寛著　谷口書店　一九九九年
『自覚症状の探索』　川嶋昭司著　農文協　一九七九年
『自分の身体を知る本』　川嶋昭司著　風濤社　一九八六年

『万病を治す冷えとり健康法』（健康双書）　進藤義晴著　農文協　一九八八年
『糖尿病は「活性水素水」で治せる』　林秀光著　ロングセラーズ　一九九九年

●薬と病気

『薬害はなぜなくならないか』　浜六郎著　日本評論社　一九九六年
『医者が薬を疑うとき』　別府宏圀著　亜紀書房　二〇〇二年
『世界のエッセンシャルドラッグ』　浜六郎・別府宏圀訳　三省堂　二〇〇〇年
『くすりのチェックは命のチェック　第1回医薬ビジランスセミナー報告集』　浜六郎・別府宏圀・坂口啓子編集　医薬ビジランスセンター　一九九九年
『薬物代謝学辞典』　山本郁男著　廣川書店　一九九五年
『正しい治療と薬の情報』　別府宏圀発行　医薬品・治療研究会　二〇〇一年〜二〇〇三年
『薬のチェックは命のチェック』　浜六郎発行　医薬ビジランスセンター　二〇〇一年〜二〇〇三年
『薬でどんどん悪くなる』　田村豊幸著　潮文社　一九九四年
『一目でわかる医薬品相互作用』　伊賀立二・沢田康文編　文光堂　一九九七年
『抗ガン剤の副作用がわかる本』　近藤誠著　三省堂　一九九四年
『「治らないがん」はどうしたらいいのか』（メディカルビューンブックス）　近藤誠編著　日本アクセル・シュプリンガー出版　一九九九年
『よくない治療ダメな医者』　近藤誠著　三天書房　二〇〇〇年
『成人病の真実』　近藤誠著　文芸春秋　二〇〇二年
『診せてはいけない』　森功著　幻冬舎　二〇〇一年
『医療事故を防ぐために　医療事故調査会シンポジウム記録集』　医療事故調査会編著　日本アクセル・

シュプリンガー出版　一九九八年
『代替医療はほんとうに有効か』　アーノルド・レルマン／アンドルー・ワイル討論　大塚晃志郎監訳　エンタプライズ　二〇〇〇年
『医道の日本』第62巻・第7号　戸部雄一郎発行　医道の日本社　二〇〇三年
『メルクマニュアル』第17版・日本語版　マーク・H・ビアーズ、ロバート・バーコウ編集　青木真ほか訳　福島雅典監修　日経BP社　一九九九年
『ドクターズルール425』　Clifton・K・Meader編　福井次矢訳　南江堂　一九九四年
『パルモア病院日記』　中平邦彦　新潮社　一九八六年

●その他

『死を看取る医学』（NHKライブラリー）　柏木哲夫著　「NHK人間講座」　日本放送出版協会　一九九七年
『共生への道をさぐる』上・下　高尾利数著　日本放送出版協会　二〇〇三年
『養生訓の世界』　立川昭二著　「NHK人間講座」　日本放送出版協会　二〇〇一年
『人間をみつめる』　渡辺淳一著　「NHK人間講座」　日本放送出版協会　二〇〇二年
『きれい社会の落し穴』　藤田紘一郎著　「NHK人間講座」　日本放送出版協会　二〇〇一年

著者略歴

石垣　邦彦（いしがき　くにひこ）

1951年生まれ。京都外国語大学卒業後，東洋医学の可能性を目指し，関西鍼灸柔整専門学校に進む。

1974年以来，現代医学と東洋医学を融合した難病治療を実践。

1997年，たまごビルを創設，院長として現在にいたる。

●著者の連絡先

難病を癒すたまごビル

〒581-0061 大阪府八尾市春日町１丁目4－4
TEL 0729-91-3398　　Fax 0729-91-4498
URL　http://www.tamagobl.com/

ISBN4-409-94004-X C0047

内臓《ないぞう》調整《ちょうせい》による医療《いりょう》革命《かくめい》

二〇〇五年六月二五日　初版第一刷印刷
二〇〇五年六月三〇日　初版第一刷発行

著　者　石垣邦彦
発行者　渡辺睦久
発行所　人文書院
〒六一二-八四四七
京都市伏見区竹田西内畑町九
電話〇七五(六〇三)一三四四
振替〇一〇〇〇-八-一一〇三
印刷　㈱冨山房インターナショナル
製本　坂井製本所

乱丁・落丁本は小社送料負担にてお取替致します。